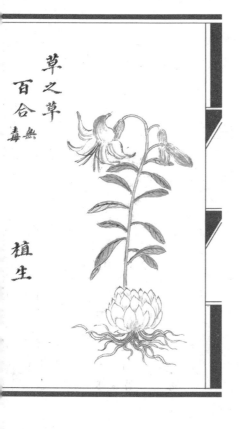

草之草

百合

毒无

植生

国医养生经典 糖尿病患者必备

降血糖
999个
民间偏方

田建华（主任医师、中医专家）◎编著

中国人口出版社
China Population Publishing House
全国百佳出版单位

图书在版编目（CIP）数据

降血糖999个民间偏方 / 田建华编著. — 北京：中
国人口出版社, 2016.7
ISBN 978-7-5101-4365-6

Ⅰ.①降… Ⅱ.①田… Ⅲ.①糖尿病—土方—汇编
Ⅳ.①R289.2

中国版本图书馆CIP数据核字（2016）第124000号

降血糖999个民间偏方

田建华　编著

出 版 发 行	中国人口出版社
印　　　刷	北京振兴源印务有限公司印刷
开　　　本	710毫米 × 1010毫米　1/16
印　　　张	15.625
字　　　数	220千字
版　　　次	2016年7月第1版
印　　　次	2017年4月第2次印刷
书　　　号	ISBN 978-7-5101-4365-6
定　　　价	29.90元

社　　　长	张晓林
网　　　址	www.rkcbs.net
电 子 信 箱	rkcbs@126.com
总编室电话	（010）83519392
发行部电话	（010）83534662
传　　　真	（010）83519401
地　　　址	北京市西城区广安门南街80号中加大厦
邮　　　编	100054

前　言

　　糖尿病是现代疾病中的健康杀手，对人体的危害仅次于癌症与心脏病。而且，随着生活水平的提高和生活方式的改变，糖尿病患者的队伍正在以前所未有的惊人速度"发展壮大"，近年来，在这支以中老年为主体的糖尿病大军中，渐渐出现了越来越多的年轻的面孔，这不得不引起全社会的关注和警惕！

　　实际上，糖尿病是一种慢性代谢性疾病，它对人的危害性主要不在于疾病本身，而在于由糖尿病引起的各种急、慢性并发症。糖尿病患者病史超过10年以上，80%以上的患者都不同程度地出现各种各样的并发症。因此，糖尿病被人称为"百病之源"。据有关研究表明，糖尿病患者越来越多的主要原因是患者没有合理的健康饮食习惯，没有认识到"治未病"的重要性。

　　如果能及早认识"治未病"的重要性，那么就会意识到糖尿病并不是神秘的、不可预知的，它是可以被掌控的。在糖尿病的防治上，中医积累了丰富的经验和大量的有效偏方，通过辨证论治，提供个体化治疗方案，使治疗更具有针对性，疗效显著。

　　为此，我们整理、编辑了这本《降血糖999个民间偏方》，书中广泛收集了中医名家、一些报刊书籍所载以及民间治疗糖尿病的偏方，并以病症为纲，以效方为目，以病统方，方剂按照配方、做法、用法、功效、来源等依次排列，条分缕析，井然有序，便于家庭查阅和中医工作者的学习参考、对症施治。

　　少说教，重实用，谨遵医嘱，因为疾病是复杂多样、千变万化的，在阅读参考本书时应紧抓中医辨证论治这一根本所在，做到灵活选方用方，切忌生搬硬套。必要时可请教专业中医医生指导。

在本书的编写过程中，参考引用了有关文献，在此特向原作者致谢。由于我们的水平有限，书中错误和疏漏之处难免，敬祈广大读者指正。

编者

2016年6月

C 目录
ONTENTS

第一章 轻松降糖，不可不知的事儿

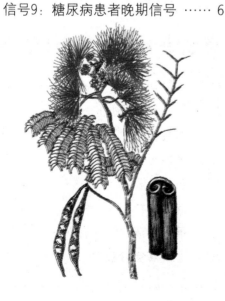

目录

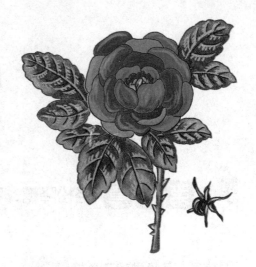

第二章 缓解糖尿病症状，民间偏方来帮忙

多尿，治宜滋阴补肾

第三章　糖尿病中医分型，对"型"选方效果好

肺胃燥热型，治宜清热生津止渴

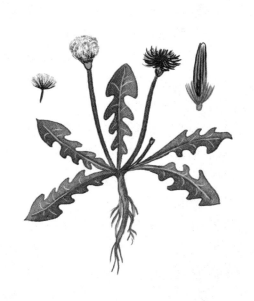

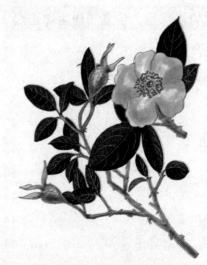

目录

脾虚气陷型，治宜健脾益气

阴虚血瘀型，治宜养阴活血

气虚血瘀型，治宜益气活血

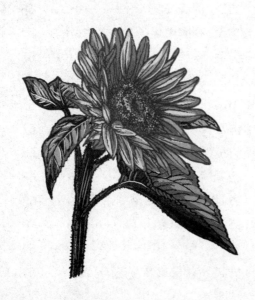

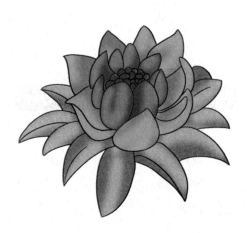

第四章 糖尿病并发症，偏方帮您解烦忧

糖尿病性呼吸系统疾病防治方

糖尿病性高脂血症防治方

糖尿病性高血压防治方

第五章 茶酒降血糖，胜似医生开药方

休闲降糖茶，简单效果好

药酒降血糖，一点不荒唐

第六章 泡脚加敷贴，活血祛瘀降血糖

第七章 食疗降糖方，来自餐桌的"降糖妙药"

降糖靓汤方

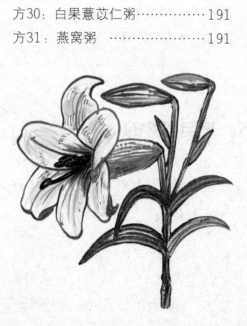

第八章 经络降糖法，糖尿病防治的特效方

降糖刮痧法

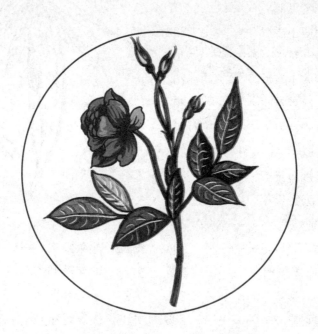

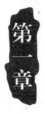

第一章

轻松降糖，
不可不知的事儿

　　糖尿病作为一种慢性病，已经严重威胁到人们的健康。从1980年至今，我国糖尿病的发病率增加了5倍，并且还在继续攀升。关于糖尿病，早在《黄帝内经》中就已有记载，在以后的中医药书籍中也有不少记载，并且留下了大量关于糖尿病及其并发症的治疗偏方。由此，了解糖尿病、掌握一些调治的方法显然比盲目地治疗更重要。

信号：及早发现高血糖

"三多一少"是糖尿病患者最突出的信号，除此之外，还有一些信号不太为人所知，很容易被忽略，如视力下降、眼皮下垂、顽固瘙痒、尿液黏稠、外阴瘙痒、经常打鼾等。另外，我们还从糖尿病分期的角度，分别介绍了糖尿病患者在早期、中期及晚期的不同信号。

信号1：出现"三多一少"要警惕

糖尿病的典型症状是指多尿、多饮、多食以及体重下降，即人们通常所说的"三多一少"。具体表现如下：

多尿	多尿指患者尿的次数多、尿量多。1～2小时就可能小便一次，有些患者甚至每昼夜可达30余次，夜间多次起床，严重影响睡眠。由于糖尿病患者血糖浓度增高，超过了肾糖阈值，大量葡萄糖从肾脏排出，尿的渗透压升高，肾小管对水的回收减少，排出大量液体，因而出现多尿。
多饮	多饮指喝得多。由于多尿，大量体液随尿液流出，出现烦渴多饮，饮水量和饮水次数相应都增多，以此补充水分。排尿越多，饮水也越多，形成正比关系。
多食	多食指吃得多。由于大量糖从尿液中丢失，如每日失糖500克以上，机体处于半饥饿状态，能量缺乏需要补充而引起食欲亢进，食量增加。同时又因高血糖刺激胰岛素分泌，因而患者易产生饥饿感，食欲亢进，老有吃不饱的感觉，甚至每天吃5~6次饭，副食也比正常人明显增多。
体重下降	体重下降指消瘦。由于糖尿病患者胰岛素分泌不足，体内各组织不能充分利用葡萄糖，身体就要动员脂肪、蛋白质来补充能量和热量，结果使体内糖类、脂肪及蛋白质被大量消耗，又加上水分的丧失，所以就出现了患者体重下降，严重者体重可下降数十千克，以致疲乏无力，精神不振。而幼儿患糖尿病则会影响生长发育，导致身材瘦小，体力虚弱。

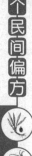

信号2：视力下降，眼皮下垂

1. 视力下降

高血糖会导致视网膜血管出现肿胀甚至渗漏，不正常的新生血管就会在视网膜表面生长，造成出血，从而影响视力。糖尿病视网膜病变的早期，除了视物模糊，视力还会一天内时好时坏。

2. 眼皮下垂

糖尿病导致动脉硬化，造成供应动眼神经的小血管缺血而引起眼皮下垂。此种眼皮下垂有两个特点：一是起病较急，仅为一侧性，在发病一侧的前额或眼眶区常先有疼痛感，随即出现下垂；二是除上睑下垂外，多伴有眼球向内或向上、向下运动不便而出现复视。

信号3：顽固瘙痒，尿液黏稠

1. 顽固瘙痒

皮肤瘙痒，用尽各种脱敏药物和外用擦剂，仍然不见起色。而且空腹血糖很高，应警惕是糖尿病长期脱水导致皮肤干燥所致。

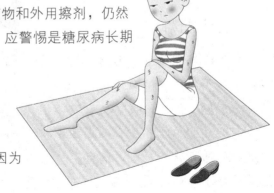

2. 尿液黏稠

排尿后如果尿点溅到便池外，脚踩上会有黏黏的感觉。这是因为糖尿病患者的尿液里含有糖分。

信号4：皮肤发黑，外阴瘙痒

1. 皮肤发黑

一种称为假性黑棘皮病的皮肤病与糖尿病也有关系，表现为皮肤发黑、变厚、粗糙，尤其是腋窝、脖颈和腹股沟部位的皮肤变化最明显。有关研究资料显示，假性黑棘皮病患者的血浆胰岛素水平明显增高，提示有潜在发生糖尿病的风险。

2. 外阴瘙痒

由于糖尿病患者胰岛素分泌相对不足，血液中血糖升高，尿液中糖分随之增多，阴道内糖分增多，易改变阴道的酸碱平衡，使阴道酸性增加，真菌易于繁殖，导致阴道感染，出现外阴瘙痒。有些患者则由于血糖升高，自主神经系统功能受到影响，引起真菌性阴道炎。

信号5：手指发麻，经常打鼾

1. 手指发麻

当手指无明显诱因出现对称性发麻时，应检测一下血糖，因为糖尿病会导致周围神经病变和外周血管的病变。

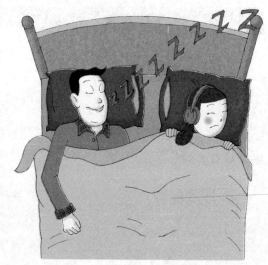

2. 经常打鼾

据国际糖尿病联盟报道，常打鼾的人得糖尿病的风险是一般人的2.5倍以上；而糖尿病患者中，有23%以上的人同时伴有阻塞性睡眠呼吸暂停综合征。而且，睡眠呼吸暂停程度越严重患糖尿病的概率越大。

信号6：突然长痘，伤口不愈

1. 伤口不愈

由于局部循环和代谢障碍，导致糖尿病患者的伤口比普通人难愈合。特别是糖尿病患者外科手术后，伤口出现愈合不良，清洁伤口反复感染，经常变成慢性而难以愈合的溃疡，尤其在肢体部分容易出现。

2. 青春痘

如果你已年过半百，脸上突然冒出青春痘，别以为返老还童了，应及时查血糖。血糖偏高，使皮肤组织的糖原含量增多，给真菌、细菌等病原微生物的滋生、繁衍创造了条件，造成青春痘总是好不了。

信号7：糖尿病患者早期信号

糖尿病早期是有一些"蛛丝马迹"可循的，如有以下感觉，应警惕可能患有糖尿病：

- 恶心、呕吐或腹痛而找不出胃肠道原因。
- 四肢酸痛或腰痛。
- 性欲减退或阳痿，月经失调。
- 习惯性便秘等。
- 皮肤上易长"疖子"或其他化脓性炎症，或易发尿路感染。
- 外阴瘙痒或皮肤瘙痒，外涂一般皮肤科药物无效。
- 视力减退或看东西模糊不清。
- 双脚足趾麻木或刺痛，或经常感到头晕眼花。
- 不明原因的口干、唾液少，容易口渴，老想喝水。
- 不明原因的消瘦，体重迅速减轻。
- 近一段时间老是疲乏虚弱，浑身没劲，工作时不能集中精力。

信号8：糖尿病患者中期信号

糖尿病中期常有轻重不等的症状，并伴有某些并发症。其临床症状多种多样，主要有以下两个方面：

1. 糖尿病自身症状

口渴多饮、多尿、胃口好而消瘦、疲乏无力等，有时伴面色萎黄、毛发

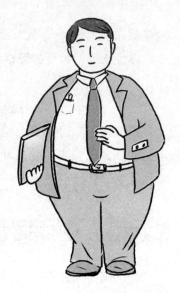

少光泽，中年以上Ⅱ型糖尿病患者多呈体态肥胖或有"啤酒肚"。

2. 并发症症状

如合并高血压，有头晕、头痛、耳鸣等症状；合并冠心病，有心绞痛、心悸等症状；合并脑血管意外，常发生脑梗死，有头晕、乏力等症状；合并高脂血症、血黏度高，有头晕、肢体麻木等症状。

信号9：糖尿病患者晚期信号

糖尿病晚期以其严重并发症为主要表现，但也会因血糖难以控制而有糖尿病本身的表现或容易并发酮症而出现恶心、呕吐等一些消化道症状。其慢性并发症到了晚期症状相当严重，常常要依赖很多药物维持或须经常住院治疗，下面是一些典型症状：

1. 糖尿病眼底病变

通常表现为白内障或视网膜病变，视网膜血管易出血，出血后通过牵拉作用可引起视网膜剥离而造成视力急剧下降甚至失明。

2. 糖尿病神经病变

外周神经病变主要感觉有四肢麻木、双足底刺痛或是剧烈疼痛，彻夜难眠。自主神经病变可造成心慌、胸闷、气急或便秘、食欲锐减、尿失禁或尿潴留、皮肤局部出汗等严重病症。

3. 糖尿病血管病变

双腿皮肤干燥、出汗少、色素沉着，或是容易破溃而难以愈合，形成溃疡、发黑或出现"老烂脚"，有些人不得不截肢。在心脏，则有一种感觉不到疼痛（心绞痛）的心肌梗死，易造成猝死。在脑血管，会出现"小中风"，有时因合并高血压造成"大中风"——脑卒中，进而引起肢体瘫痪，长期卧床，生活质量降低。

4. 糖尿病肾病

长期糖尿病，血糖控制不佳损害肾脏可导致肾功能减退，甚或出现尿毒症，会有脚肿、乏力、纳差、皮肤瘙痒、少尿或多尿、血压高等，需用三四种药物控制；有时合并大量蛋白尿漏出，造成低蛋白血症、肾病综合征时，会有全身水肿、贫血、便秘等表现。

总之，糖尿病晚期时，患者的表现各异，不胜枚举，生活质量也大大降低，生命经常受到威胁。所幸的是，这种患者尚属少数。由于糖尿病患者对血糖控制的意义的认识深入和医生对患者控制和监测的加强，使多数患者血糖基本控制在良好水平，可以减少、减轻其并发症的发生。

宜与忌：糖尿病患者宜忌需谨记

小细节，大健康。生活中不起眼的一件小事没注意到，可能就会使血糖值升高。那么，生活中，糖尿病患者应注意哪些宜与忌呢？

宜保持健康的情绪

糖尿病作为一种慢性病，由于其不可治愈性和疾病本身所带给患者的不方便和影响，往往会对患者造成很大的精神压力。研究人员通过观察发现，糖尿病患者按照情绪状况可分为三种类型。第一种属正常组，即患者情绪稳定，思想开明；第二种属亚神经症组，即患者情绪不太稳定，思想顾虑较多；第三种属神经症组，即患者情绪极不稳定，过度焦虑，脾气暴躁。进一步研究发现，第一组患者病情最轻，很少有眼底病变者，即使出现病变也比较轻，且进展缓慢；第三组患者病情较重，大多并发眼底病变；第二组患者的情况则介于第一组和第三组之间。

一般来说，人的身心是相互影响、密切联系的统一体，健康的情绪能加速消除疲劳，而消极的情绪则只能让人身心疲惫。

现代医学研究证实，心理因素影响糖尿病的物质基础是肾上腺素。过度焦虑、脾气暴躁的患者，其血液中的肾上腺素含量升高，从而引起血糖升高，同时也使血小板功能亢进，可造成小血管栓塞，从而诱发各种并发症。

同时，情绪波动能够引起交感神经兴奋，促使肝脏中的糖原释放并进入血液，从而使血糖水平升高，导致糖尿病患者病情加重或降低治疗效果。

因此，糖尿病患者必须学会控制情绪，注意保持情绪稳定。在使用药物治疗的同时，必须加强心理治疗。

生活宜有规律

糖尿病患者平时生活要有规律，有规律的生活对长期稳定控制血糖及防治并发症是很重要的。反之，生活无规律，不注意控制饮食、适当活动及控制体重，将会产生可怕的后果，主要是导致血糖不能很好地控制，并发症不知不觉找来，如视网膜病变最终可导致失明；神经病变可致肢体麻木、疼痛；肾脏损害可致尿毒症；严重的肢端坏疽，需手术截肢等。因为糖尿病的预后决定于并发症，为预防糖尿病的并发症，应首先建立起有规律的生活。每天的吃饭时间、每次进食量及进餐次数大体相同；每天工作和学习的时间及工作量大体相同；每天体育活动和练气功时间及活动量应大体相同；保证充足的睡眠，每天的作息时间应大体相同；保持标准或接近标准体重，肥胖者应有计划地减肥；若特殊情况如外出开会、旅游等难以做到生活规律时，应对药物、饮食、活动三方面灵活调整。

宜适量饮水

糖尿病患者常有口渴、喝水多的表现，但有人认为糖尿病患者应该控制喝水，这是大错特错的。口渴多是体内缺水的表现，是人体的一种保护性反应，糖尿病患者控制喝水不但不能治疗糖尿病，反而会使糖尿病更加严重，严重时可引起酮症酸中毒或高渗性昏迷，是非常危险的。适量饮水对糖尿病是有好处的，主要表现在以下几个方面：喝水有利于体内代谢毒物的排泄；喝水有预防糖尿病酮症酸中毒的作用，酮症酸中毒时更应大量饮水；喝水可改善血液循环，对老年患者可预防脑血栓的发生；严重肾功能障碍尿少、水肿时，要适当控制饮水。

宜饮茶水

喝茶有提神、健脑、利尿、降压、降脂等多种功效。

研究表明，茶叶中含有一种既能促进胰岛素合成又能去除血液中多余糖分的叫做"茶多糖类"的物质。这种茶多糖类物质在白茶中含量最高，而绿茶次之，红茶最少。

实验还证实，如果用沸水或温水泡茶，则使这种物质受到严重破坏而降低疗效。

需要注意的是，睡前最好不要喝过多的茶，以免影响睡眠。

宜多食杂粮

对于糖尿病患者来说，其饮食结构中一个很重要的原则就是：以多糖淀粉类为主，常食用粗制米、面和杂粮，尽量减少精米和精面。五谷杂粮进食后能在胃肠道缓慢释放葡萄糖，有利于控制血糖。同时，中医有"药食同源"的说法，五谷杂粮的药性既可以用来防治疾病，又经济实用，且没有不良反应。近年来许多国家在保健食品的营养素中加入植物粗纤维控制血糖，取得了一定效果。植物粗纤维不但能果腹以减轻饥饿感，还能使葡萄糖的吸收减慢，降低空腹血糖和餐后血糖的浓度，尤其是降低餐后血糖上升的幅度。

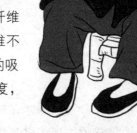

运动强度宜适当

大家都知道这样一个公式：运动量=运动强度×运动时间。糖尿病患者的运动疗法也适用于这个公式。运动量过小，达不到运动疗法的效果，然而运动量过大则会使血糖大幅度波动，导致病情恶化。当然运动强度的确定是关键因素之一，因为个体差异的存在，运动强度可根据患者的具体情况，如运动后的心率、能量消耗情况、耐受能力、患者的反应等灵活掌握。运动强度的计算和测定方法并不单一，我们一般根据运动时相应的心率数对该运动的相对强度做出判断：基础心率+80%为强度运动，基础心率+（40～60）%为中度运动，基础心率+20%为轻度运动；还有一种判断标准是根据运动中脉率，相当于最大耗氧量的60%来确定。

对一般糖尿病患者而言，有效运动强度为40%～50%。对于一个健康人，他不存在任何损伤，也没有使用某些降压药物，心脏可能搏动得慢一些。经医生对比共同检查一下，假如心脏跳动并未减慢，心率则不能称为衡量运动强度的理想指标，这时可以以自己感到中等程度费力的标准锻炼。所谓中等程度，就是既不太费力，也不太轻松，在锻炼时，能够自由说话。可能出现的运动过强的几种表现为：

- 锻炼时不能轻松说话，甚至说不出话来。
- 脉搏超出了要维持的数值。
- 锻炼时的难度较强或非常强。

具体来说，糖尿病患者的耐力运动，一般应持续15～60分钟，达到适宜心率5分钟以上为宜；医疗体操、太极拳持续时间，可视具体情况而定。

宜定期检查

糖尿病患者的定期检查很重要，这有助于监控病情的发展，为药物的使用提供依据，增加药物的疗效，减少不良反应，比如低血糖等。如果检查发现并发症就可及时治疗。定期检查血糖，并根据血糖含量调整胰岛素的用量，这是控制糖尿病的主要方法，也是最可靠的方法。

宜保持口腔清洁

糖尿病涉及的范围极广。它不仅对机体器官、组织、细胞等产生病理影响，还会引起口腔疾病。口腔疾病如果控制不好又会使糖尿病进一步加重，进而引起牙病，主要包括：

牙槽骨骨质疏松：这是糖尿病患者尤其是Ⅱ型糖尿病的常见并发症。主要表现为：牙齿周围的上下颌骨骨密度下降，牙槽嵴骨质吸收十分明显，部分牙齿松动，咬合困难，吃饭时咬合无力，吃东西嚼不碎，有些牙根暴露，牙龈萎缩。

牙周感染：糖尿病患者牙周感染的风险比非糖尿病患者高2～3倍。严重者导致牙周脓肿，甚至发生牙齿松动或移位，这样会抵消降糖药的作用，导致血糖升高，糖尿病加重。

牙齿松动：牙齿松动是糖尿病患者常见的并发症之一。由于糖尿病患者常伴有牙龈炎、牙周炎等慢性破坏性病变，尤其是牙槽嵴骨质吸收常常影响牙齿的稳固性，造成牙齿松动、移位或错颌，进而诱发牙周感染，严重者可引起牙齿脱落。

牙根面龋：主要表现为牙龈萎缩，多颗牙同时龋坏，对冷热刺激敏感、疼痛。出现这一症状，应及时到口腔科就诊。否则，可能引起牙髓炎及牙周炎，使治疗的难度加大。

所以，为了防止这些病变，糖尿病患者应注意口腔卫生，随时清洁口腔。

忌饮酒

所有的酒都含有一定量的酒精，而酒精在体内要由肝脏来解毒。糖尿病患者由于糖代谢紊乱，不能像正常人那样在肝脏内储存葡萄糖，所以肝脏解毒能力较差。糖尿病本身能引起糖尿病性肝病，酒精会加重肝脏病变，如脂肪肝等，严重时可导致肝硬化；过量饮酒会引发高脂血症，加速糖尿病患者的高血压及动脉硬化的发生和发展；过量饮酒还会抑制肝糖原的分解，出现低血糖并掩盖低血糖症状而对患者不利。此外，长期饮酒还可能导致肠道营养物质吸收障碍，造成相应的营养物质及维生素缺乏。因此，重症糖尿病并发有肝胆疾病、心血管并发症等，尤其是正在用胰岛素和口服降血糖药物治疗者，不宜饮酒。酒含有大量热量，每克酒精能释放出30焦热量，如果只忌淀粉而不忌酒的话，血糖同样会急剧上升，如果患者服用或注射胰岛素，可能更容易引起酒精中毒。

忌吸烟

香烟中的烟碱会直接刺激肾上腺素的分泌，造成血糖的升高。同时，少量的烟碱对中枢神经有兴奋作用，但量大时，作用相反，对中枢神经会起麻痹和抑制作用，这对糖尿病患者极为不利，也对胰岛素的分泌有不良影响。吸烟可增加糖尿病的风险。有关专家指出，吸烟能使血糖水平升高并能降低胰岛素的敏感性。

专家以两万多位年龄在40～84岁之间的美国男性医师为对象，进行了吸烟与Ⅱ型糖尿病关系的前瞻性研究。从770例Ⅱ型糖尿病患者中发现：每天吸20支或更多烟的人糖尿病的危险系数是不吸烟者的2倍。因此说，吸烟可独立引起Ⅱ型糖尿病，但该因素是完全可以纠正的。因此，对于Ⅱ型糖尿病的高危人群应该劝其戒烟。

忌肥胖

现在人们已经逐渐认识到肥胖、糖尿病、高血压等疾病都存在一个共同的病理基础——胰岛素抵抗，即机体对胰岛素不敏感而反馈性分泌更多胰岛素，称之为代谢综合征（又称X综合征）。大多数糖尿病患者体重都会超标10～20千克。减去多余的体重有助于控制病情。体重减3千克，血糖就会有明显下降。肥胖可分为两种类型，一种叫做苹果型肥胖，体形像个苹果，是圆的，肚子特别大，四肢则较细，也叫中心性肥胖。这种肥胖者的脂肪都堆积在心脏、胰腺、肝脏和肾脏周围，对身体影响很大，容易得糖尿病、冠心病和高血压。苹果型肥胖在男性较为常见，女性也有。另一种叫做梨型肥胖，脂肪主要堆积在臀部和大腿，这种肥胖对健康的影响稍微小一点。如果想身体健康，当然还是以不胖为好。如果出现苹果型肥胖，腰围很粗，就更得注意加强身体锻炼。

忌心理压力大

生活在现代这种快节奏、繁忙的社会中，人们常常感觉有许多事情需要做，不得不承受来自各个方面的压力，如学习、工作中的竞争，家庭负担等。这些压力对人们既有好处，同时也有不良影响。好处是可以促进人们更加努力地工作和学习，提醒人们及时发现生活和工作中的问题，以便做出相应的调整。而压力的不良影响则包括两个方面：一是生理反应，如呼吸、心跳加快，血压升高，血糖升高等，使人感到胸闷、头痛、头晕、疲乏；二是心理反应，如有的人感到焦虑不安，有的人对既成事实仍表示怀疑，甚至否认它的存在，有的人则表现为恐惧、愤怒等。无论是什么样的压力，都能影响体的血糖水平，尤其是胰岛功能较差的糖尿病患者。

糖尿病的发病原因至今尚未完全阐明。临床研究至今，一致认为糖尿病是一个多病因的综合病症。在糖尿病发生、发展过程中，精神、神经因素的诱发作用是近年来中外学者所公认的。因为精神的紧张、情绪的激动、心理的压力会引起某些应激激素分泌大量增加，而这些激素都是升血糖的激素，也是与胰岛素对抗的激素。这些激素长期大量释放，势必造成内分泌代谢调节紊乱，引起高血糖，导致糖尿病。

忌性生活过度

糖尿病对男性患者性功能的影响是由很多因素造成的。糖尿病患者阳痿的发生率达到40%～60%，症状逐渐加重，最初可能只是勃起不坚，可以射精，也有正常性欲。最后随着病程延长，可发展成完全性阳痿。糖尿病性阳痿基本上是由于糖尿病性神经病变引起的，这种神经病变导致控制勃起的自主神经脱髓鞘变和髓脂质合成障碍。当然，糖尿病后期可以出现垂体和性腺的病理性改变，使性激素相应减少。另外，血管的硬化，特别是阴茎海绵体内小血管的硬化也可导致阳痿；药物和精神因素也在糖尿病性阳痿中起到了一定的作用。

女性糖尿病患者的性问题主要是性高潮缺乏。在病前无性高潮障碍的女性糖尿病患者中，出现性高潮障碍的比例高达35.2%，其原因与神经受损害、血管病变和血清激素水平变化有关。女性患者还出现阴道润滑功能下降，会造成性交困难。另外，女性糖尿病患者很容易发生阴道炎，这也是糖尿病患者对性生活产生恐惧的原因之一。

虽然性功能和性交能力在某种程度上还是可以恢复的，但中医认为本病是属阴虚之症，任何损阴的行为都对本病不利，而性行为正是耗伤阴精，所以列为应忌之一。

忌常戴隐形眼镜

隐形眼镜与传统的框架镜比起来，不论是从实用性还是从美观上，前者都有很多的优点。可是，隐形眼镜长时间置于眼睑内也有一定的局限性，很容易引发角膜溃疡、结膜炎等症状。对于糖尿病患者来说，常戴隐形眼镜极易引发眼部并发症。

临床实验表明，糖尿病的发生会引起眼底视网膜病变，常戴隐形眼镜势必使病变加重。而且，由于糖尿病视网膜病变早期，患者的视力完全不受影响，这样很容易导致患者对眼底病变的忽视。在隐形眼镜的进一步刺激下，眼底

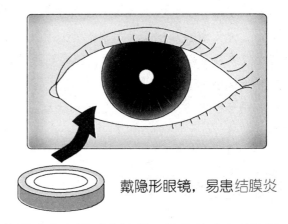

戴隐形眼镜，易患结膜炎

病变可能会严重恶化。因此，糖尿病患者平时应该尽可能不戴或少戴隐形眼镜。

忌进行剧烈运动

科学合理的运动对糖尿病患者有百利而无一害，但是过度或剧烈运动对糖尿病患者又是有害的，不利于糖尿病的病情控制。实验证明，剧烈运动对糖尿病患者的不良影响主要有：

● 糖尿病合并肾病的患者可使肾脏病变加重；

● 使分解脂肪增加，导致体内酮体生成增多，容易诱发酮症；

● Ⅰ型糖尿病患者、重度Ⅱ型糖尿病患者血糖控制不稳定时，尤其是反复发生低血糖期间，可使病情进一步加重；

● 可造成应激状态，使升糖激素增加，从而导致血糖升高；

● 中老年患者或糖尿病合并严重血管病变时可诱发心脑血管意外；

● 糖尿病合并增殖性视网膜病变患者可诱发眼底出血。

忌忽视"黎明现象"

这里所说的"黎明现象"是指糖尿病患者在凌晨3时左右血糖开始升高，一直持续到上午8~9时。胰岛素依赖型糖尿病就常发生在这个时期。

"黎明现象"的发生与体内多种内分泌激素有关，如生长激素、糖皮质激素和胰高血糖素等，这些激素与胰岛素有相互抑制作用，可使血糖稳定

在一定水平，从而保证人体的正常需要。但糖尿病患者的胰岛 β 细胞已受损害，当生长激素和糖皮质激素的分泌在午夜逐渐升高时，糖尿病患者不能分泌足量胰岛素来抵抗，因而就会出现黎明时血糖异常升高。

当确诊为"黎明现象"，首先要消除心理上的紧张情绪，改善睡眠条件，调节合理的饮食，进行适当的运动。同时，要在医生指导下进行降糖药物的调整。

忌浸泡热水澡

温度过高会引起心跳加快，如果心脏已有问题（如曾经发生过心绞痛），过快的心率将导致致命的危险。当整个身体都处于过热的环境时，心脏不得不加倍工作以增加皮肤的血流量，通过蒸发和出汗把从水和空气中吸收的多余热量散发掉。有关研究表明，糖尿病很容易并发心血管系统的自主神经病变。而糖尿病患者使用高温热水洗澡时，会促使并发症的酶素活性化，从而在糖尿病发病过程中，发生血管收缩及微血管动脉硬化。另外，还可能出现手脚麻木、感觉迟钝等神经障碍，以及肾功能减退、皮肤瘙痒、关节炎、进行性消瘦、四肢无力等多种并发症。因此，糖尿病患者洗浴时应以温水为宜，切忌温度太高、时间太长而诱发并发症的产生，甚至危及生命。

忌睡眠不足

糖尿病患者可能会怀疑：睡眠一般只会影响脑部，而糖尿病是一种代谢性疾病，它们之间联系密切吗？美国芝加哥大学医学院的一项最新研究成果给了人们一个肯定的回答，睡眠不足亦会影响激素功能及新陈代谢。

研究人员选择了50多位健康男性作为研究对象，在实验的第一个晚上让他们睡足8个小时，此后的6个晚上每晚只睡4个小时，在实验的最后7个晚上则睡12个小时。与此同时，研究人员在上述三个时段对这些接受实验者的机体新陈代谢功能，以及影响血糖浓度的激素水平和心率等指标进行了测量。结果发现，在整个研究工作结束之后，这些测试对象的血糖水平无一例外都有所上升。他们的激素也出现了失调。毫无疑问，这些都是由于睡眠不稳定所造成的。由此可见，糖尿病患者如果睡眠不足，就很可能因为引发血糖升高而加重病情。

忌盲目选择非处方药

糖尿病患者如果同时又患了其他病，到医院就医时，专业医师会为患者的综合用药把关。但如果不去就医，而直接到药店购买非处方药，就应注意药物的选择。

患者需要严格控制糖的摄入，当选择非处方药物的时候，首先应该仔细阅读药物成分说明，搞清楚药物的含糖量，选择无糖剂型。

任何一种药物都会有不良反应，只不过大小不同，因此在购买非处方药物时，对其注意事项一定要多加关注。首先要搞清药物的化学成分，仔细阅读药品说明书。非处方药物不需要处方，其安全性相对较高，但并不是说非处方药物就没有不良反应，如果需要长时间服用非处方药物，就应先与自己服用的糖尿病药物进行对比，如果两者的不良反应有相似之处，很可能使不良反应增大，这时候要么选择其他药物，要么减少非处方药物服用的剂量。总之，要关注非处方药物与糖尿病药物之间的相互作用。如果自己拿不定主意，建议去医院寻求专业医师指导。

忌忽视双脚的保护

专家研究认为，脚是人体的"第二心脏"，其一旦生病，可影响全身健康，这对糖尿病患者更为明显。据报道，在糖尿病患者中，有20%的患者是因为足部感染及其他并发症住院。糖尿病患者因足部感染而截肢者，占所有非外伤性截肢的25%～50%。这种因足感染的糖尿病也叫糖尿病足。

糖尿病足是糖尿病并发症中较可怕的一种病症，也是截肢的首位原因。糖尿病患者多有血管功能不全及神经病变，易造成脚的局部血液循环障碍、营养障碍和局部感觉迟钝，足部的血液回流差，局部抵抗力降低。一旦脚碰破或感染足癣，很容易继发化脓性细菌感染，形成经久不愈的慢性溃疡，甚至发生严重感染或坏疽而被迫截肢。如果足部感染扩散，细菌进入血液还会引起败血症，直接威胁患者的生命。对于糖尿病患者来说，并发糖尿病足的最大隐患就是：意识及常识的匮乏使得他们忽视了重要的预防环节。

避误区：别让降糖陷阱误了你

　　健康永远不只是吃什么的问题，有时候一种观念带给人的健康影响更为深刻。打个比方，身体是一艘船，它要抵达的彼岸是健康，而具体的调养方案就是这艘船前进中奋力划桨的"水手"。那么观念是什么？观念就是船航行的方向盘，如果方向错了，结果就很危险——水手越是用力，船偏离正确的目标就越远。这就是我们说"观念左右健康"的道理所在。这里就针对糖尿病为患者做一个观念上的"刷新"。剔除错误的观念，调整自我认识，让自己重新回到健康的"航道"上来。

误区一：糖尿病患者寿命短

　　有人认为糖尿病患者不能享受和健康人一样的寿命，其实这是一种错误的认识。

　　随着医药事业和内分泌专业的不断发展，治疗糖尿病的各种新型胰岛素和口服降糖药物都先后问世，胰岛素泵和胰岛移植等新的治疗方法也给糖尿病患者带来了新的希望，今后也还会有更多更有效的方法来战胜糖尿病。因此，得了糖尿病并不可怕，只要充满战胜疾病的信心，长期坚持合理治疗，从而使病情得到理想控制，那么糖尿病患者基本上是可以和健康人享受一样的寿命。有许多老年人虽得了糖尿病，但由于治疗和调养合理、得当，活到80岁以上高龄并不少见。如果得了糖尿病不去认真治疗，生活、饮食毫无规律，导致多种并发症出现，尤其是心血管和肾脏等并发症越来越多、越严重，这样治疗起来就会麻烦了。

误区二：糖尿病可以根治

　　作为糖尿病患者，渴望自己的病情能有办法根治，这种心情是可以理解的。但遗憾的是，到目前为止，糖尿病尚无根治措施。采用饮食、运动、药物等综合疗法只能有效地控制病情，还不能根治糖尿病。有些糖尿病患者的病情很轻，经过一段正规治疗，血糖可以降至正常，甚至不用药也可以将血糖维持在正常范围。但这并不说明糖尿病已被治愈，如果放松治疗，糖尿病会卷土重来。因此，就目前而言，糖尿病是一种需要终身防治的疾病。虽然糖尿病不能彻底根治，但只要糖尿病患者坚持治疗，糖尿病是可以控制的。糖尿病本身并不可怕，可怕的是其各种并发症。所以糖尿病患者只要坚持长期治疗，与医生密切配合，稳定控制病情，就可以防止或延缓糖尿病慢性并发症的发生和发展，从而达到健康与长寿的目的。

误区三：糖尿病不会遗传

有人认为糖尿病不遗传，其实，糖尿病是有遗传性的，糖尿病患者的子女肯定比非糖尿病患者的子女容易患糖尿病。如果父母双亲都是糖尿病患者，那么子女患糖尿病的概率更大。Ⅰ型糖尿病和Ⅱ型糖尿病均有遗传倾向。它们遗传的不是糖尿病本身，而是糖尿病的易感性，易感性使这些人比一般人容易患糖尿病。与Ⅰ型糖尿病相比，Ⅱ型糖尿病的遗传倾向更加明显。但这并不是说，糖尿病患者的子女就一定患糖尿病，研究表明，即使父母均为Ⅱ型糖尿病患者，其子女的糖尿病患病率也不超过20%。糖尿病有遗传倾向，但可以预防。糖尿病的发生是遗传因素和环境因素共同作用的结果，缺少任何一种因素都不会发病，因此减少或消除糖尿病的诱发因素就可以减少或避免糖尿病的发生。

误区四：糖尿病患者不能结婚生子

有些人认为糖尿病患者不能结婚生子。真的是这么回事吗？

糖尿病患者在良好的血糖控制下，可以维持正常的生长发育，且保持正常的学习和工作能力，享受与正常人同等的寿命，同样也可与正常人一样结婚、生子。但从另一个方面来看，糖尿病患者毕竟不同于正常人，可能有代谢紊乱情形，患者也可能有糖尿病慢性并发症，如果处理不当，可能会引起严重的后果。

糖尿病患者可以怀孕生子，但应注意以下几点：

1. 慎重选择怀孕时机

应在血糖控制最满意之时怀孕，最好是有了怀孕的打算时，就在专业医生指导下积极控制好血糖。

2. 密切观察病情

整个妊娠期间都要密切观察病情，选择胰岛素治疗，尤其要把血糖和血压控制在满意水平，使患者能顺利生下健康宝宝。

3. 宜早生

如糖尿病患者打算生子，则宜早生，因为随着病程的延长，各类并发症，尤其是肾脏和眼科并发症也会加重，因而晚生的风险性更大。

4. 不宜多生

因为每一次怀孕和分娩都会给糖尿病患者带来巨大的精神和身体上的负担，并有一定的风险。

误区五：糖尿病患者开车无妨

随着经济繁荣与生活水平的提高，驾车的人不断增多。对于酒后驾车的危险性人们都有认识，然而对于糖尿病患者开车的危险性却认识不足。开车时需要精神高度紧张，而糖尿病患者特别是胰岛素治疗的患者，随时有低血糖的危险。低血糖反应轻者注意力不集中，意

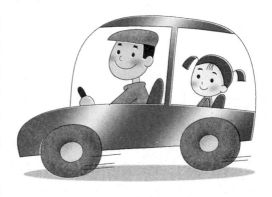

识模糊，重者可导致昏迷。另外，糖尿病患者往往并发有视网膜病变从而影响视力，显然开车对他们及他人的生命安全都是一个严重威胁。

误区六：查出尿糖就不再吃米饭

34岁的范先生是个典型的糖尿病患者，身材"臃肿"，已出现了视网膜病变。范先生的病，主要源于饮食不规律。3年前他的生意做大以后，他就基本上没有在家吃过饭，每天都在外应酬，流连于酒肆之间。在外吃饭，喝

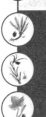

酒吃肉是"主旋律",米饭成了可有可无的食物,常常好几天不沾一粒米。长期的高脂肪、高蛋白饮食,造成了范先生在两三年前就患上糖尿病。发病后,听说米饭等谷物会使血糖升高,他就更不敢吃米饭了。

"人是铁,饭是钢,一顿不吃饿得慌!"饭吃得少的话,就要多吃高脂肪、高蛋白的动物型食品,这是像范先生一样应酬繁忙的现代人的普遍膳食状态。而由于高脂饮食导致的肥胖则是糖尿病等慢性病发病的重要原因。中国人素来以米饭、馒头、面条等谷类作为主食,里边富含碳水化合物,碳水化合物进入体内后转化为糖分,再进一步转化为维持人体功能的热量。除了谷类外,牛奶、水果等也含有糖类,但含量均不及谷类。在糖分与热量之间的转换需要胰岛素的参与,胰岛素对葡萄糖有降解的作用。而长期不吃或者吃米饭太少,会对胰岛素的正常运行产生负面影响,给糖尿病的发作提供可乘之机。

误区七:饮食疗法就是饥饿疗法

好不容易过上了好日子,可是2年前,老乔却被查出得了糖尿病。人都说糖尿病是"富贵病",是吃出来的。老乔就趁现在退休在家没事,又想让自己的胃"重温"一下解放初时的艰苦岁月,想以此来达到降糖的目的。于是,他每餐只吃25~50克的饭。几天后,老乔用血糖仪检测一试,嘿,血糖还真正常了,于是老乔更加相信"病是宠出来的"。坚持了一段时间,直到有一天出现腿膝发软、大汗淋漓被送进了医院,老乔才后悔不已。

专家指出,不少患者认为,饭吃得越少对病情控制越有效。事实上,像上述老乔这样的糖尿病患者,出现四肢乏力、大汗淋漓、血糖过低,非但不能有助于治疗,反而会给病情雪上加霜。由于主食摄入不足,总热量无法满足机体代谢的需要而导致体内脂肪、蛋白质过量分解,身体消瘦,营养不良甚至产生饥饿性酮症。

误区八:用了药就不用控制饮食了

谷老师前天遇见多年未见的老友,他乡遇故知,一时兴起,畅饮了一番,回家后才想起有病在身,立刻加大降糖药物剂量,心里总算松了一口气,又赶上校庆,中午饭也没顾得上吃,药物当然也就跟着免了。然而,不良症状却跟着出现了，这几天他觉得痛苦不堪，血糖总是忽高忽低。他说他想进行胰岛素治疗，很疑惑地问医生：是不是采用胰岛素治疗就不用饮食控制了？

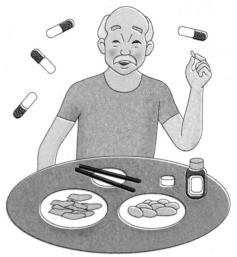

专家指出，一些患者错误地认定一种生活中常见的抵消法，像谷老师就自作主张地采取自己加大原来服药剂量的方法，误以为饮食增加了，多吃点降糖药物就可以把多吃的食物抵消掉，其实这是错误的。糖尿病尤其不能贪酒，而且要严格做到定时定餐。因为像谷老师那样有时大吃大喝，有时又滴米不进，这样做不但使饮食控制形同虚设，而且在加重了胰腺负担的同时，也增加了低血糖及药物过量、药物毒性和不良反应发生的概率，非常不利于疾病控制，而且体重也会有上升的趋势。当谷老师发现药物控制没有达到预想的结果时，他想改用胰岛素治疗，并认为有了胰岛素就天下太平，不再需要费神控制饮食了。其实，胰岛素治疗的目的也只是为了血糖控制平稳，胰岛素的使用量也必须在饮食固定的基础上才可以调整，如果饮食不控制，血糖会更加不稳定，因此胰岛素治疗不但需要配合营养治疗，而且非常必要。

误区九：一心降血糖，不需要护脚

糖尿病患者一定要注意保养足部。专家指出，在糖尿病患者中，足坏疽的发生率比非糖尿病患者高17倍。对于糖尿病患者来说，即使是轻微的损伤，也有可能引起感染，发生坏疽甚至截肢。因此，糖尿病患者一定要注意足部保养。

每天要用温水和无刺激性的肥皂清洗双脚，水温不要过高。还要注意保持足部及脚趾间的干燥；足部特别干燥的患者可用护肤品来涂抹足部；洗脚后要及时修剪过长的趾甲，趾甲前端应剪平磨光，防止向内生长。如果脚上有茧子或鸡眼，千万不能用手或用小刀抠，也不要贴鸡眼膏等刺激性化学药物。

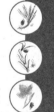

一些公园里专门用鹅卵石等铺设了石子路，很多人喜欢在上面走以按摩脚底，促进血液循环，有的人甚至喜欢赤脚走。不过这种保健方式并不适合糖尿病患者，因为糖尿病患者要特别注意足部保健，而走石子路会增加糖尿病患者足部破损的概率，增加他们患上糖尿病足的风险。此外，运动时为防止足部出汗太多，专家还建议，糖尿病患者最好在脚趾间夹上棉花等柔软、透气、有弹性的物品，以防止过度摩擦或脚趾叠压。

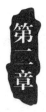

缓解糖尿病症状，民间偏方来帮忙

　　糖尿病是一种常见"富贵病"，其原因主要有遗传、不良生活习惯、精神等因素，症状为多饮、多食、多尿等。那么，你知道如何才能更好地控制糖尿病吗？下面推荐一些民间偏方，不仅能缓解糖尿病的主要症状，还能辅助治疗一些糖尿病的其他症状及合并症，希望能对患者有所帮助。

多饮，治宜生津止渴

中医称多饮为"上消"，是糖尿病"三多"症状之一。是指自觉口中干渴，有饮水欲望，而饮不解渴，越饮越多。主要由于内热炽盛，灼伤胃阴；或因烦劳太过，心阴暗耗，心火亢盛而移热于肺；或因肝郁化火，灼伤肺胃；或因肾阴亏耗，虚火上乘肺胃。以上诸因皆致肺胃阴亏，使肺燥胃热，而口燥咽干，口渴多饮。治宜清肺润燥、清胃泻火、生津止渴。

方1：西瓜翠衣煎

【配方】西瓜翠衣200克。

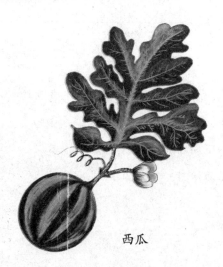

西瓜

【做法】西瓜去皮，去瓤，切片后入锅中水煎30分钟即可。

【用法】随时饮用。

【功效】清热，止渴，润肺。适用于糖尿病上消证，以口干口渴为主者。

方2：地骨皮麦冬汤

【配方】地骨皮30克，麦冬20克，浮小麦10克。

【做法】上药加水适量，煎煮至麦冬熟，去渣取汁。

【用法】每日1剂，分2~3次服。

【功效】滋阴清热，生津止渴。适用于糖尿病属虚劳口中苦渴、骨节烦热者。

方3：洋参山药汤

【配方】生石膏（先煎）、山药各30克，知母、西洋参、麦冬各10克，天花粉15克。

【做法】上药加水适量煎煮，连煎2次，将2次药汁合并。

【用法】每日1剂，分2次服。

【功效】清热润肺，生津止渴。

适用于糖尿病属肺燥型，症见烦渴多饮，口干舌燥，尿频量多，舌尖边红，苔薄黄，脉洪数。

方4：猪胰玉米须

【配方】猪胰1具，玉米须30克。

【做法】将猪胰与玉米须洗净，加水煎煮。

【用法】每日1剂，饮汤食猪胰。10日为1个疗程。

【功效】滋阴润燥，清热止渴。适用于糖尿病属上消证之口干口渴者。

方5：菠菜根粥

【配方】鲜菠菜根250克，鸡内金10克，粳米50克。

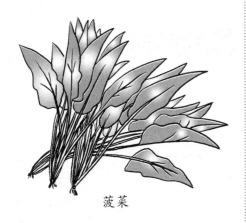

菠菜

【做法】菠菜根洗净，切碎，加水同鸡内金共煎煮30～40分钟，然后下米煮成烂粥。

【用法】每日分2次连菜与粥服食。

【功效】止渴，润燥，养胃。适用于糖尿病，症见多饮。

方6：番茄瓜皮花粉茶

【配方】番茄40克，西瓜皮、冬瓜皮、天花粉各30克。

【做法】番茄洗净切片，同西瓜皮、冬瓜皮、天花粉水煎2次，每次用水500毫升，煎30分钟，2次混合，去渣取汁。

【用法】代茶饮。

【功效】清热解毒，利水消肿。适用于糖尿病，症见消渴，多饮。

方7：冬瓜子麦冬汤

【配方】冬瓜子30克，麦冬10～15克，黄连5克。

【做法】上药加水适量煎煮，连煎2次，将2次药汁合并。

【用法】每日1剂，分2次服。

【功效】利水润肺，清热解毒。适用于消渴饮水不止、小便频数之糖尿病患者。

方8：石膏黄芩花粉汤

【配方】生石膏（先煎）30克，黄芩10克，地骨皮、知母各15克，天冬、麦冬、天花粉、粳米各20克，甘草8克。

【做法】上药加水适量煎煮，连煎2次，将2次药汁合并。

【用法】每日1剂，分2次服。

【功效】清肃肺热，生津止渴。适用于糖尿病属燥热伤肺型，症见身心烦热，大渴不止，欲饮冷水，小便频数，气息急促，舌质鲜红，苔薄，脉滑大而数。

方9：地黄白芍汤

【配方】生地黄、白芍各15克，牡丹皮、麦冬、玉竹、天花粉、知母、当归各12克，生石膏（先煎）50克，炙甘草10克。

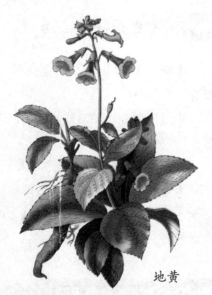

地黄

【做法】上药加水适量煎煮，连煎2次，将2次药汁合并。

【用法】每日1剂，分2次服。

【功效】清胃润肺，生津止渴。

适用于糖尿病属肺胃燥热型，症见烦渴多饮，多食易饥，口干舌燥，尿频量多，疲乏无力，舌质红，苔薄黄，脉洪数或细数者。

方10：生地麦冬甘草汤

【配方】生地黄15克，知母、桑白皮、黄芩、地骨皮、麦冬各10克，甘草6克。

【做法】上药加水适量煎煮，连煎2次，将2次药汁合并。

【用法】每日1剂，分2次服。

【功效】清泄肺热，生津止渴。适用于糖尿病属肺虚燥热型，症见消瘦，身热微烦，口渴喜冷饮，小便频数，舌红少津，苔薄白而燥，脉濡滑而数。

方11：玉泉丸

【配方】干葛粉、天花粉各150克，麦冬60克，生地黄50克，五味子30克，甘草25克。

【做法】将上药（除干葛粉、天花粉）共研细末，过100目筛，另将干葛粉、天花粉加水适量调成糊，调入上述药末，做成药丸，晾干，贮瓶备用。

【用法】每日3次，每次6～9克，开水送服。

【功效】养阴生津，止渴除烦，

益气和中。适用于糖尿病，症见烦渴多饮，多食体瘦，小便频数，口干舌燥，大便干结等。

方12：猪脊汤

【配方】猪脊骨1具，大枣30克，莲子20克，木香3克，甘草10克。

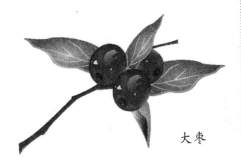

大枣

【做法】猪脊骨洗净，剁碎；大枣去核，莲子去心；木香、甘草用纱布包扎；以上材料同放砂锅内加水适量，小火炖煮4~5小时。

【用法】分顿食用，以喝汤为主，亦可吃肉、枣和莲子。

【功效】滋阴，清热，健脾，行气。适用于糖尿病，症见口渴、善饥、尿频等。

方13：百合枸杞汤

【配方】百合、杭白菊各15克，天花粉、枸杞子各20克，当归、蒲公英、贯众、甘草各10克。

【做法】上药加水适量煎煮，连煎2次，将2次药汁合并。

【用法】每日1剂，分2次服。

【功效】清热解毒，滋阴润肺。适用于糖尿病上消证。

方14：蔗鸡饮

【配方】蔗鸡90克。

【做法】取蔗鸡洗净，置陶罐中，加清水2500毫升，以小火煎至500毫升，去渣，汤汁贮于保温瓶中备用。

【用法】每日1剂，不拘时温服。

【功效】生津止渴。适用于糖尿病，症见口干渴引饮，多食，多尿，神疲乏力，形体消瘦等。

方15：知母石膏汤

【配方】知母、葛根各15克，生石膏（先煎）、玄参、生地黄、赤芍各30克，玉米须60克，牛蒡子10克。

【做法】上药加水适量煎煮，连煎2次，将2次药汁合并。

【用法】每日1剂，分2次服。

【功效】清热，生津，止渴。适用于糖尿病，症见烦渴多饮，消谷善饥，舌红苔黄，脉滑数。

方16：黄连丸

【配方】黄连、天花粉、麦冬各等份。

【做法】上药（除麦冬）研为末，

以麦冬去心煮熟烂研为丸，梧桐子大。

【用法】每服煎浮小麦汤下30丸，饭后服，每日3次。

【功效】止渴生津。适用于糖尿病热渴不止、心神烦躁者。

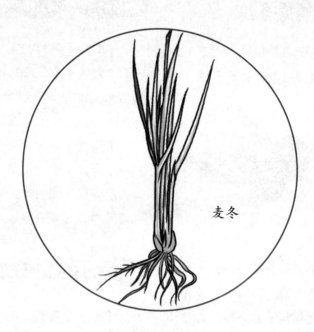

麦冬

多食，治宜清胃养阴

　　中医称多食为中消。多食易饥是糖尿病"三多"症状之一，是指饮食倍于平常，且有饥饿感的一种症状，亦称"消谷善饥"。主要由于醇酒厚味，蕴积内热，致使阳明热盛，灼耗水谷，进食多而迅即消耗；或因肝郁化火，灼耗胃阴；或肾阴不足，虚火上炎亦可致胃阴损耗。以上诸因皆可致脾胃燥热，使消谷善饥而多食。治宜清胃泻火、滋阴生津，或兼活血化瘀。

方1：红薯叶汤

【配方】红薯叶30克。

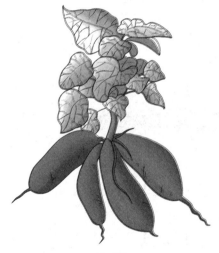

红薯

【做法】上药加水适量煎煮，去渣取汁。

【用法】每日1剂，分2次服。

【功效】健脾宽肠，生津止渴。适用于糖尿病属多食易饥者。

方2：石膏花粉汤

【配方】石膏、天花粉、知母各30克。

【做法】上药加水适量煎煮，去渣取汁。

【用法】每日1剂，分2次服。

【功效】清胃泻火，生津止渴。适用于糖尿病中消证，症见多食易饥，口渴多饮。

方3：大黄甘草饮子

【配方】大黄、甘草各20克，大豆100克。

【做法】将大黄、甘草、大豆用水漂洗干净，浸泡半小时，然后加水煮至大豆熟透，去渣取汁。

【用法】每日1剂，分2次服。

【功效】清胃泻火，存液保津。

适用于糖尿病属胃燥津伤型。

🐟 方4：生地玉竹汤

【配方】知母18克，天花粉、石膏、山药、沙参、生地黄、玄参各30克，地骨皮、麦冬、玉竹各20克。

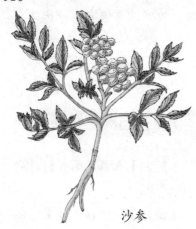

沙参

【做法】上药加水适量煎煮，连煎2次，将2次药汁合并。

【用法】每日1剂，分2次服。

【功效】清热泻火，润肺养阴。适用于糖尿病属肺胃燥热型，症见面容憔悴，精神萎靡，下肢水肿，皮肤干燥，口唇干裂，齿龈出血，口臭，舌红苔黄，脉洪数。

🐟 方5：石膏冬藤汤

【配方】生石膏（先煎）、忍冬藤各30克，北沙参、生地黄各20克，知母、玄参各15克，玉竹、苍术各10克，黄柏6克。

【做法】上药加水适量煎煮，连煎2次，将2次药汁合并。

【用法】每日1剂，分2次服。

【功效】滋阴清热，生津止渴。适用于糖尿病属胃热型。

🐟 方6：首乌玉竹汤

【配方】何首乌、生地黄、黄芪、熟地黄、玄参、白术、天花粉、生石膏（先煎）、山药各30克，玉竹、麦冬各20克，知母18克。

【做法】上药加水适量煎煮，连煎2次，将2次药汁合并。

【用法】每日1剂，分2~3次服。

【功效】益气养阴，清热生津。适用于糖尿病属中焦燥热型，症见消谷善饥，尿黄尿频，形体消瘦，倦怠无力，大便干结。

🐟 方7：蕹菜梗汤

【配方】蕹菜梗100克。

【做法】上药加水适量煎煮，去渣取汁。

【用法】每日1剂，分2次服。

【功效】清胃泻火，生津止渴。适用于糖尿病属多食易饥者。

🐟 方8：生石膏猪胰散

【配方】生石膏30克，猪胰1具，

天花粉20克。

【做法】将猪胰焙黄，和天花粉、生石膏共研为末。

【用法】每日2次，每次20克。

【功效】清胃泻火，生津止渴。适用于糖尿病中消、胃热炽盛而多食易饥者。

方9：山药黄连汤

【配方】山药25克，黄连10克。

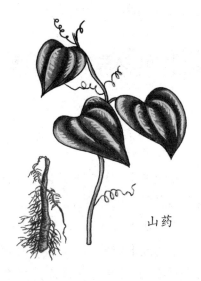

山药

【做法】上药加水适量煎煮，去渣取汁。

【用法】每日1剂，分2次服。

【功效】清胃泻火，生津止渴。适用于糖尿病口渴、尿多、善饥者。

方10：菠菜内金汤

【配方】鲜菠菜根100克，鸡内

金15克。

【做法】将菠菜根洗净切碎，与鸡内金加水煎煮。

【用法】每日1剂，分2次服。

【功效】清胃泻火，养阴生津。适用于糖尿病中消证，症见多食善饥。

方11：土茯苓猪骨汤

【配方】猪脊骨500克，土茯苓30克。

【做法】猪脊骨加水适量熬成3碗；去骨及浮油，入土茯苓，再煎至2碗即成。

【用法】每日1剂，分2次服。

【功效】健脾利湿，补阴益髓。适用于糖尿病属多食善饥者。

方12：芒硝石膏麻仁汤

【配方】大黄（后下）、川黄连、牡丹皮各10克，芒硝5克，生石膏（先煎）、天花粉、生地黄、玄参各30克，火麻仁、麦冬、石斛各15克，甘草3克，知母12克，粳米20克。

【做法】上药加水适量煎煮，连煎2次，将2次药汁合并。

【用法】每日1剂，分2次服。

【功效】清泄胃热，养阴润燥。适用于糖尿病属中消偏重之胃火炽盛者。

方13：南瓜糊

【配方】南瓜100克。

【做法】将南瓜洗净切块，加水适量，煮成稀糊状。

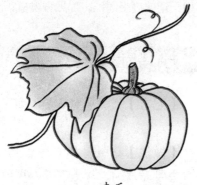

南瓜

【用法】佐餐食用，早晚随量食之。

【功效】补中益气。适用于糖尿病属多食易饥者。

方14：麦冬生地汤

【配方】麦冬、生地黄、玄参、生石膏（先煎）各30克，大黄（后下）10克，芒硝（冲服）5克，知母15克，生姜3片。

【做法】上药加水适量煎煮，连煎2次，将2次药汁合并。

【用法】每日1剂，分2次服。

【功效】清胃泻火，养阴增液。适用于糖尿病属胃热炽盛者，症见多食易饥，形体消瘦，烦热汗多，大便干燥，舌苔黄燥，脉滑数。

方15：黄芩大黄苍术汤

【配方】黄芩、大黄（后下）、苍术各10克，黄连6克，玄参、天花粉各15克。

【做法】上药加水适量煎煮，连煎2次，将2次药汁合并。

【用法】每日1剂，分2次服。

【功效】清胃泻火，养阴保津。适用于糖尿病属胃热型，症见多食善饥，口渴喜冷饮，形体消瘦，大便干燥，舌红苔黄，脉数或滑数。

方16：大黄生地知母汤

【配方】大黄（后下）、玄参、知母、黄连各10克，生地黄30克，麦冬、石斛各15克。

【做法】上药加水适量煎煮，连煎2次，将2次药汁合并。

【用法】每日1剂，分2次服。

【功效】清胃泻火，养胃生津。适用于糖尿病中消证，症见多食易饥，形体日瘦，大便干结，舌苔黄燥，脉滑数。

方17：山药白术汤

【配方】天花粉90克，生石膏（先煎）、山药、黄芪、白术、熟地黄、何首乌各30克，玄参、生地黄各24克，玉竹20克，知母、麦冬各15克。

【做法】上药加水适量煎煮，连煎2次，将2次药汁合并。

【用法】每日1剂，分2次服。

【功效】清胃滋肾，润燥生津。适用于糖尿病属中消、胃阴不足、累及肝肾者，症见多食善饥，消瘦乏力，语言低微，面黄无泽，舌质红绛无苔，有裂纹，脉洪数。

方18：栀子花粉甘草汤

【配方】栀子、玄参各15克，制大黄（后下）、黄芩各10克，生石膏（先煎）30克，天冬、麦冬、天花粉、粳米各20克，炙甘草6克。

【做法】上药加水适量煎煮，连煎2次，将2次药汁合并。

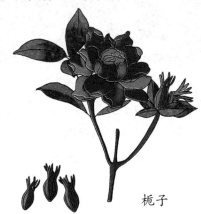
栀子

【用法】每日1剂，分2次服。

【功效】清泻胃热，滋津润燥。适用于糖尿病属中焦燥热型，症见消谷善饥，心烦口渴，欲饮冷水，舌质鲜赤，苔黄燥裂，溲赤便结，脉滑数。

多尿，治宜滋阴补肾

中医称多尿为下消，是糖尿病"三多"症状之一。是指小便频数量多，主要由于肾阴不足，虚火上乘，灼伤肺阴，致肺失敷布治节之职，水谷精微则不得散布周身，转而直入膀胱而下，继而阴损及阳，命门火衰则肾脏固摄无权，膀胱不得气化，使浊中之清不得气化上归于肺，不分清浊，阴津浊尿一齐排出，故症见多尿。治宜滋阴补肾，或温阳补肾，固肾摄精。

方1：芹菜梨豆汤

【配方】鲜芹菜、青萝卜各50克，冬瓜20克，绿豆12克，梨1个。

【做法】先将芹菜和冬瓜略加水煮，用白纱布包住取汁，同绿豆、梨、青萝卜共煮熟。

【用法】佐餐食用。

【功效】清热，解毒，利尿。适用于糖尿病下消证。

方2：玉竹山茱萸汤

【配方】玉竹、枸杞子各50克，山茱萸25克。

【做法】上药加水适量煎煮，去渣取汁。

【用法】每日1剂，分2次服。

【功效】滋阴补肾。适用于糖尿病下消证。

方3：黄精地骨皮散

【配方】黄精、地骨皮各10克。

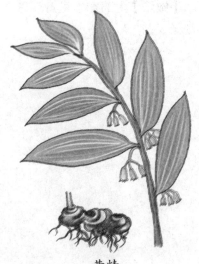

黄精

【做法】上药共研细末。

【用法】每日1剂，分2次开水冲服。

【功效】滋阴补肾，生津止渴。适用于糖尿病下消证。

方4：茯苓地黄花粉汤

【配方】茯苓15克，生地黄、天花粉各30克。

【做法】上药加水适量煎煮，连煎2次，将2次药汁合并。

【用法】每日1剂，分2次服。

【功效】滋阴补肾，生津止渴。适用于糖尿病下消证。

方5：山药花粉汤

【配方】山药、天花粉各10克。

【做法】上药加水适量煎煮，连煎2次，将2次药汁合并。

【用法】每日1剂，分2次服。

【功效】滋阴补肾，生津止渴。适用于糖尿病下消证。

方6：桑葚黑豆汤

【配方】桑葚、黑豆各30克。

黑豆

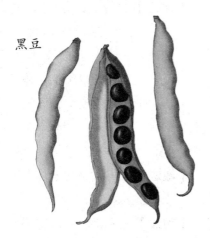

【做法】将黑豆与桑葚洗净后一同放入锅中；加入适量清水用小火慢炖1小时，至豆熟即可。

【用法】佐餐食用。

【功效】滋阴补肾。适用于糖尿病下消证，症见口渴尿多、易饥。

方7：黑豆丸

【配方】黑豆、天花粉各适量。

【做法】上药共研为末，加入适量面粉和清水和匀为丸，如梧桐子大小。

【用法】每次20丸，煮黑豆汤送服。

【功效】滋阴补肾，生津止渴。适用于糖尿病下消证。

方8：冬瓜皮白霜

【配方】冬瓜1个。

【做法】用玻璃片轻轻刮冬瓜皮上的白霜备用。

【用法】用开水冲服，每次如弹丸大即可，症状重者，每日2次，连服2~3日，症状轻者服1~2次可愈。

【功效】清热润燥，补肾收摄。适用于糖尿病下消证，症见口渴尿多、易饥。

方9：薯蓣丸

【配方】薯蓣、鸡内金（微炒）、

麦冬（去心）、熟地黄、生地黄各30克，牡丹皮、黄芪（锉）、天花粉、白龙骨（先煎）、白茯苓、山茱萸、肉桂、泽泻、附子、枸杞子各15克。

【做法】上药共研为末，水泛为丸，如梧桐子大。

【用法】每次服30丸，饭前以清粥送下。

【功效】补肾温阳。适用于糖尿病下消证，症见四肢少力、羸瘦困乏、不思饮食。

方10：枸杞子丸

【配方】枸杞子、菟丝子（酒浸研焙）、白茯苓、炙黄芪、牡蛎粉、牛膝、干生地黄、麦冬（去心）、鸡内金（微炒）各30克，山茱萸、牡丹皮各15克，桑螵蛸、天花粉各22克。

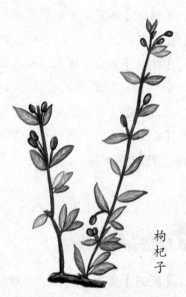

枸杞子

【做法】上药共研为末，水泛为丸，如梧桐子大。

【用法】每次服50丸，食前粥饮下。

【功效】滋阴补肾。适用于糖尿病下消证、大渴、困乏、小便滑数者。

方11：山茱萸丸

【配方】山茱萸、牛膝、炒韭子各30克，黄芪、杜仲、肉桂、肉苁蓉各20克。

【做法】上药共研为末，水泛为丸，如梧桐子大。

【用法】每日3次，每次20丸，煎黄芪汤送下。

【功效】补肾温阳。适用于糖尿病下消证，症见自腰以下软弱无力、小便数或不禁者。

方12：鹿茸丸

【配方】鹿茸（酒浸炙）21克，麦冬（去心）60克，熟地黄、黄芪、鸡内金（炒）、肉苁蓉（酒浸）、山茱萸（去核取肉）、补骨脂（炒）、川牛膝（酒浸）、五味子、人参各23克，白茯苓、地骨皮、玄参各15克。

【做法】上药共研为末，水泛为丸，如梧桐子大。

【功效】补肾止渴。适用于糖尿

病属失志伤肾、肾虚消渴、小便无度者。

方13：温肾降糖汤

【配方】肉桂24克（切碎蒸汁兑入，不可火煎），鹿茸粉（另装胶囊，分2次随药送服）3克，黑附块18克，山萸肉、大山参各12克，桑螵蛸、灵芝草、巴戟天、补骨脂、覆盆子、金樱子各9克，白术15克，怀山药、芡实各30克。

【做法】上药加水适量煎煮，连煎2次，将2次药汁合并。

【用法】每日1剂，分2次服。

【功效】壮火补虚，固脱填髓。适用于糖尿病，确属虚寒者。症见尿意频繁，小溲清长，朝夕不断，症似尿崩，有时尿呈淡青色，有时上浮一层如猪膏，口不欲饮食，舌淡不红，苔薄白，或润或不润，气短音低，大便时溏，四肢厥冷，六脉常见沉迟，尺脉尤甚。

方14：山萸茯苓沙参汤

【配方】熟地黄、山茱萸各18克，山药、天花粉各30克，牡丹皮、茯苓、泽泻各10克，麦冬、知母各15克。

【做法】上药加水适量煎煮，连煎2次，将2次药汁合并。

【用法】每日1剂，分2次服。

【功效】滋阴固肾，润肺生津。适用于糖尿病下消证偏重肺肾阴虚者。

方15：玉液汤

【配方】山药30克，黄芪、知母、葛根、五味子、天花粉各15克，鸡内金10克（研末冲服）。

【做法】上药加水适量煎煮，连煎2次，将2次药汁合并。

【用法】每日1剂，分2次服。

【功效】封固肾关，止渴生津。适用于糖尿病，症见小便短赤等。

方16：花粉葛根汤

【配方】花粉、鲜芦根各30克，葛根15克，苍术、五味子、丹参各10克，山萸肉6克，川连4克，麦冬9克。

【做法】上药加水适量煎煮，连煎2次，将2次药汁合并。

【用法】每日1剂，分2次服。10日为1个疗程。

【功效】益气养阴，生津止渴，清热泻火，益肾缩尿，活血化痰。适用于糖尿病，症见多尿。

方17：杞果熟地首乌汤

【配方】生地黄、熟地黄、玄参

各20克，山药、枸杞子、何首乌、黄芪、白术各30克，山茱萸18克，桑螵蛸、黄柏各12克。

【做法】上药加水适量煎煮，连煎2次，将2次药汁合并。

【用法】每日1剂，分2次服。

【功效】培补真元，滋阴固肾。适用于糖尿病下消证，症见小便频数量多，消瘦乏力，腰膝酸软，舌红少苔，脉细数。

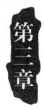

第三章

糖尿病中医分型，
对"型"选方效果好

在临床上，根据中医理论可将糖尿病分为肺胃燥热型、心胃火盛型、湿热中阻型和阴阳两虚型等。那么，对各型糖尿病应如何进行治疗呢？本章推荐一些关于治疗各型糖尿病的偏方，希望对糖尿病患者有所帮助。

肺 胃燥热型，治宜清热生津止渴

【症状】口干舌燥，烦渴引饮，消谷善饥，大便偏干，小便频数、量多，色浑黄，舌红，苔黄而干，脉滑数。

【治法】清热、生津、止渴。

方1：润肺清胃汤

【配方】生石膏（先煎）30克，知母、玄参、石斛各12克，天花粉、葛根各9克，山药20克，黄连6克。

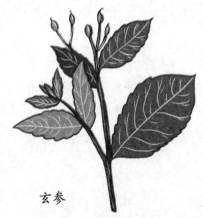

玄参

【做法】上药加水适量煎煮，连煎2次，将2次药汁合并。

【用法】每日1剂，分2次服。

【功效】润肺清胃，生津止渴。适用于糖尿病属肺胃津伤型，症见口渴多饮，口干舌燥，多食善饥，形体消瘦，大便燥结，小便量多色黄，舌红苔黄，脉洪数或滑数。

方2：石膏天花粉汤

【配方】生石膏（先煎）、天花粉各30克，知母、党参各10克，麦冬、生地黄各12克，黄连、荷叶各6克，佩兰、萆薢各5克。

【做法】上药加水适量煎煮，连煎2次，将2次药汁合并。

【用法】每日1剂，分2次服。

【功效】清热，润肺，生津。适用于糖尿病属燥热伤肺型，症见口渴喜饮，尿频量多，面红赤，舌红苔黄，脉洪数。

方3：白虎金黄饮

【配方】生石膏24克，知母12克，黄连3克，山药、天花粉各30克，沙参、生地黄、金银花、黄芪、黄精、枸杞子、麦冬各15克，蒲公英10克。

【做法】上药加水适量煎煮，连

煎2次，将2次药汁合并。

【用法】每日1剂，分2次服。

【功效】清热解毒，养阴生津。适用于糖尿病及其并发症属燥热阴伤型，症见口渴多饮，食纳亢进，小便频多，倦怠乏力，五心烦热，头晕耳鸣，自汗盗汗，口干舌燥，心悸气短，舌红少津，脉虚数。

方4：石膏丹参汤

【配方】生石膏（先煎）50克，知母、甘草、石斛各15克，人参、粳米各10克，丹参25克。

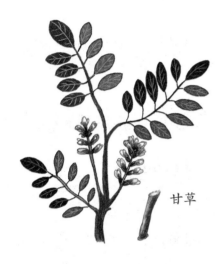

甘草

【做法】上药加水适量煎煮，连煎2次，将2次药汁合并。

【用法】每日1剂，分2次服。

【功效】滋阴清热，生津止渴。适用于糖尿病阴虚热盛型，症见形体消瘦，多饮多食，多尿，舌质暗红，苔黄白相间，脉弦数。

方5：复方桑葚膏

【配方】新鲜熟透桑葚2500克，熟地黄、玉竹、黄精各50克，天花粉100克。

【做法】将桑葚榨汁；将熟地黄、玉竹、黄精先以水浸泡，小火煎取浓汁500毫升，入桑葚汁，再入天花粉，慢火收膏。

【用法】每日3次，每次10克。

【功效】方中桑葚味甘、酸，性寒，能补肝肾，养阴血；熟地黄补肾滋阴；黄精、玉竹补脾润肺，滋阴益精；天花粉清热生津。此膏养阴滋肾，生津止渴，适用于肺胃燥热型糖尿病。

方6：天花粉麦冬饮

【配方】天花粉、麦冬各15克，生石膏30克。

【做法】将生石膏打碎，入砂锅先煎煮20分钟，加入天花粉、麦冬再煎煮30分钟，去渣取汁即成。

【用法】代茶饮，上下午分服。

【功效】天花粉味甘、微苦、酸，性凉，能清热生津，治消渴病尤佳；麦冬润肺清心，养胃生津，主治肺胃阴伤；石膏清热降火，除烦止渴，善清肺胃之热。诸药合用可养阴润燥，清热降火。适用于肺胃燥热型糖尿病。

方7：荷叶滑石饮

【配方】鲜荷叶半张，滑石、白术各6克，藿香4克。

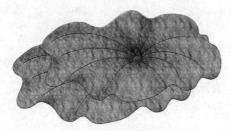

荷叶

【做法】上药加水适量煎煮，煮沸10分钟。

【用法】每日1剂，代茶频饮。

【功效】清热生津。适用于糖尿病属津伤液亏者，症见口渴多饮，脘腹胀满，尿频尿赤。

方8：天冬汤

【配方】天冬500克。

【做法】将天冬去皮、根须，捣碎，用洁净白纱布绞取汁液，放入锅内；在放有天冬汁液的锅内，置大火上烧开，晾凉即成。

【用法】每服1匙，温酒服之。

【功效】清热，生津，止渴。适用于肺胃燥热型糖尿病患者。

方9：姜盐茶汤

【配方】鲜姜2片，精盐4.5克，绿茶6克。

【做法】将上药加水煎煮至500毫升。

【用法】分3～4次服饮。

【功效】清热润燥。适用于糖尿病之口渴多饮、烦躁尿多者。

方10：清蒸茶鲫鱼

【配方】鲫鱼500克，绿茶适量。

【做法】鱼去鳃及内脏，保留鱼鳞，鱼腹内填满绿茶，放盘中，上蒸锅清蒸，鱼熟透即成。

【用法】去绿茶，淡食鱼肉，不加调料。

【功效】健脾祛湿，清热利尿。适用于糖尿病之口渴多饮者。

方11：三黄消渴汤

【配方】黄芪40克，生石膏（先煎）、生地黄、黄精各30克，天花粉25克。

【做法】上药加水适量煎煮，连煎2次，将2次药汁合并。

【用法】每日1剂，分2次服。

【功效】滋阴清热。适用于Ⅱ型糖尿病及其并发症，症见口渴多饮，多食多尿，形体消瘦，疲乏无力，面色无华，舌淡红，苔薄白，少津，脉细数。

方12：花粉玉竹汤

【配方】玉竹、麦冬、天冬、玄参各25克，生地黄、生石膏（先煎）、天花粉各30克，川黄连10克，石斛、葛根、牡丹皮、知母各15克。

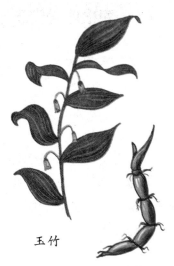

玉竹

【做法】上药加水适量煎煮，连煎2次，将2次药汁合并。

【用法】每日1剂，分2次服。

【功效】滋阴清热。适用于胃热阴虚型糖尿病，症见烦渴多饮，多食而瘦，口干舌燥，大便秘结，舌质红，苔黄燥，脉滑数有力。

方13：枳实大黄汤

【配方】枳实、大黄、槟榔、厚朴各6克，木香（另研）1.5克，甘草1克。

【做法】上药加水适量煎煮，连煎2次，将2次药汁合并。

【用法】每日1剂，分2次服。

【功效】滋阴清热，润肠通便。适用于糖尿病属肺胃热盛、肠燥津伤者。

方14：消渴Ⅰ号

【配方】黄连、麦冬各10克，知母、石斛、地骨皮、山药、黄精各15克，生地黄、黄芪、天花粉各20克。

【做法】上药加水适量煎煮，连煎2次，将2次药汁合并。

【用法】每日1剂，分2次服。

【功效】清热泻火，滋阴生津。适用于糖尿病及其并发症属阴虚燥热者，症见口渴多饮，口舌干燥，多食易饥，形体消瘦，尿频量大，大便干燥，舌边尖红，苔薄黄，脉沉细数。

方15：二麦饮

【配方】浮小麦、麦冬各20克。

【做法】上药加水适量煎煮，连煎2次，将2次药汁合并。

【用法】每日1剂，分2次服。

【功效】养阴止汗。适用于糖尿病属阴虚有热者，症见心烦口渴，消瘦易饥，盗汗，自汗。

方16：天花粉瓜皮散

【配方】天花粉250克，鲜冬瓜皮、西瓜皮各1000克。

【做法】天花粉捣碎，冬瓜皮、西瓜皮削去外皮，切成薄片，加水适量，共煎1小时，滤去药渣，再用小火将滤液浓缩，晒干压碎。

【用法】每日1次，每次10克，开水冲服，或冲化，代茶饮。

【功效】清热养阴，生津止渴。适用于糖尿病阴虚燥热者，症见口渴多饮，口干舌燥，尿频量多，多食易饥，脉弦滑。

方17：黄芩知母散

【配方】黄芩、知母各20克，天花粉30克。

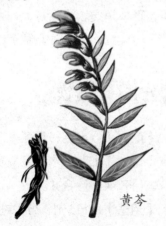

黄芩

【做法】上药焙干后研细末，过80目筛，混合均匀。

【用法】每日2次，每次3～6克，温开水送服。

【功效】清热除烦。适用于糖尿病属津液耗伤者，症见口干舌燥，热渴不止，心胸烦闷。

方18：芦根地骨皮汤

【配方】芦根30克，地骨皮12克，麦冬15克。

【做法】上药加水适量煎煮，连煎2次，将2次药汁合并。

【用法】每日1剂，分2次服。

【功效】清热生津。适用于糖尿病属阴亏津伤者，症见口渴思饮，心烦不安，舌红少苔。

方19：麦冬芦根汤

【配方】麦冬、芦根各50克。

【做法】上药加水适量煎煮，连煎2次，将2次药汁合并。

【用法】每日1剂，分2次服。

【功效】生津止渴。适用于糖尿病属阴伤津亏者，症见汗多口干，头晕胸闷，舌红少苔。

肺气阴两虚型，治宜益气养阴

【症状】形体肥胖，少气乏力，动辄自汗，口干多饮，心悸怔忡，失眠多梦，苔少舌红，脉细数。

【治法】益气养阴、补肺宁心。

方1：玉米须汤

【配方】玉米须30克，黄芪、山药各15克。

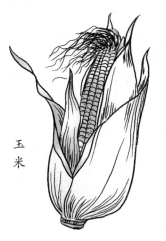

玉米

【做法】上药加水适量煎煮，去渣取汁。

【用法】每日1剂，分2次服。

【功效】滋阴益气清热。适用于糖尿病属气阴两虚者。

方2：生地山药饮

【配方】生地黄、山药、生黄芪各30克，山茱萸10克。

【做法】上药加水适量煎煮，连煎2次，将2次药汁合并。

【用法】每日1剂，分2次服。

【功效】益气生津，补肾固精。适用于糖尿病及其并发症出现口渴多饮、多食多尿、神疲乏力、舌红无苔、脉细数者。

方3：二黄人参汤

【配方】黄芪、黄精各20克，人参5克，山药30克。

【做法】上药同入砂锅，加水浸泡20分钟后，置火上煎煮30分钟，滤取汁液约250毫升；药渣再加水煎煮20分钟后，滤取汁液约150毫升；混合2次汁液，用小火加热至350毫升。

【用法】每日1剂，分3次于饭前饮服，最后将药渣中人参拣出吃掉，连服15～20日为1个疗程。

【功效】益气养阴。适用于糖尿病患者。

方4：降糖汤

【配方】高丽参（另炖）10克，黄芪、茯苓、山药各24克，丹参、葛根、白芍各15克，苍术、沙参、麦冬各12克，田三七（研末兑服）3克。

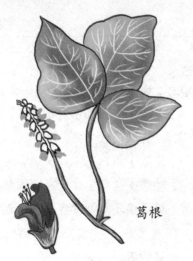

葛根

【做法】上药加水适量煎煮，连煎2次，将2次药汁合并。

【用法】每日1剂，分2次服。

【功效】益气养阴，活血化瘀。适用于糖尿病Ⅱ型属气阴两虚兼血瘀型，症见口渴多饮、消谷善饥、乏力、动则汗出、尿频量多、视物模糊、舌质黯、苔少、脉细涩者。

方5：润腑降糖汤

【配方】黄芪、生地黄、石斛、葛根、山药、天花粉各30克，黄连、黄柏各9克。

【做法】上药加水适量煎煮，连

煎2次，将2次药汁合并。

【用法】每日1剂，分2次服。

【功效】益气，养阴，生津。适用于糖尿病属气阴两虚者，症见倦怠乏力，自汗口干，手足心热，舌体胖大，舌质偏红，苔薄白等。

方6：西洋参沙参消渴方

【配方】西洋参、沙参、山药、天花粉、黄精、生黄芪各30克，茯苓12克，生地黄、枸杞子各15克，五味子10克，麦冬20克。

【做法】上药加水适量煎煮，连煎2次，将2次药汁合并。

【用法】每日1剂，分2次服。

【功效】益气养阴，健脾滋肾。适用于糖尿病属气阴两虚者，症见口渴多饮，小便频数，日渐消瘦，倦怠乏力，五心烦热，头晕耳鸣，自汗盗汗，口舌咽干，心悸气短，大便秘结，舌红少苔，或苔白而糙，脉虚数。

方7：复方三消汤

【配方】黄芪30克，山药、苍术、玄参、生地黄、天花粉各25克。

【做法】上药加水适量煎煮，连煎2次，将2次药汁合并。

【用法】每日1剂，分2次服。

【功效】益气养阴。适用于Ⅱ型

糖尿病属气阴两虚者，症见少气乏力，口渴欲饮。

方8：葛根山药汤

【配方】葛根、山药、生黄芪、天花粉、生地黄各30克，泽泻10克，川黄连6克，天冬、麦冬各20克。

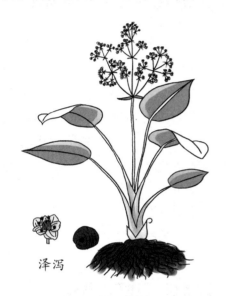

泽泻

【做法】上药加水适量煎煮，连煎2次，将2次药汁合并。

【用法】每日1剂，分2次服。

【功效】益气滋阴，清热止渴。适用于糖尿病，症见口渴引饮，小便量多，形体消瘦，精神倦怠，舌质红、苔薄黄而干，脉细数。

方9：糖消饮

【配方】黄芪、天花粉、枸杞子、熟地黄各20克，葛根、麦冬、五味

子、杜仲、白芍各15克，丹参30克。

【做法】上药加水适量煎煮，连煎2次，将2次药汁合并。

【用法】每日1剂，分2次服。

【功效】益气养阴，补肾化瘀。适用于Ⅱ型糖尿病及其并发症属气阴两虚夹有瘀血者。

方10：润肺补肾汤

【配方】百合、太子参、黄芪各30克，麦冬、牡丹皮、肉苁蓉、何首乌各15克，天花粉20克。

【做法】上药加水适量煎煮，连煎2次，将2次药汁合并。

【用法】每日1剂，分2次服。

【功效】润肺，滋阴，益气，补肾。适用于Ⅱ型糖尿病属肺肾阴虚，气阴两虚型，症见烦渴多饮，尿频量多，口燥咽干，潮热盗汗，腰膝酸软，大便干燥，头昏乏力，舌红少苔，脉细数。

方11：黄芪六一加味汤

【配方】黄芪、丹参各30克，甘草、山药各10克，生地黄、菟丝子各20克，黄连6克，桑白皮、山茱萸各15克。

【做法】上药加水适量煎煮，连煎2次，将2次药汁合并。

【用法】每日1剂，分2次服。

【功效】益气养阴，清热和血。适用于Ⅱ型糖尿病及其并发症属气阴两伤者。

方12：玉竹山药首乌汤

【配方】玉竹、山药各18克，何首乌12克，黄芪、花粉各9克。

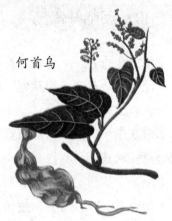

何首乌

【做法】上药加水适量煎煮，去渣取汁。

【用法】每日1剂，分2次服。

【功效】益气滋阴。适用于糖尿病属气阴两虚型。

方13：山药玉竹白鸽汤

【配方】白鸽1只，山药5克，玉竹、麦冬各10克，枸杞子5克，精盐、味精、鸡精各适量。

【做法】将白鸽择洗干净，用水汆，将汆过的白鸽肉放入锅中煎炒，然后加入热水，水开后将肉捞至汤罐中；将山药、玉竹、麦冬、枸杞子

淘洗干净，放入汤罐中，小火煮90分钟，出锅前加入精盐、味精、鸡精等调料即可。

【用法】佐餐，随量食用。

【功效】益气养阴，生津止渴。适用于气阴两虚型糖尿病。

方14：党参麦冬兔肉汤

【配方】党参10克，麦冬30克，兔肉60克。

【做法】将党参、麦冬、兔肉洗净、切片，放入瓦煲中，加清水适量，大火煮沸后，小火煮至兔肉熟烂为度，调味即可。

【用法】随量食用。

【功效】益气养阴，生津止渴。适用于气阴两虚型糖尿病。

方15：山药小麦粥

【配方】干山药片30克，小麦、糯米各50克。

【做法】山药、小麦、糯米加适量水同煮为稀粥。

【用法】早晚餐食用，温热服。

【功效】益气养阴，止烦渴。适用于气阴两虚型糖尿病。

方16：愈消汤

【配方】人参10克，黄芪、浮萍、

山药、生地黄、天花粉各30克，白术、茯苓、枸杞子、山茱萸各15克。

【做法】上药加水适量煎煮，连煎2次，将2次药汁合并。

【用法】每日1剂，分2次服。

【功效】益气养阴，健脾生津。适用于Ⅱ型糖尿病属气阴两虚者。

方17：降糖方

【配方】山药、苍术、玄参、丹参各30克。

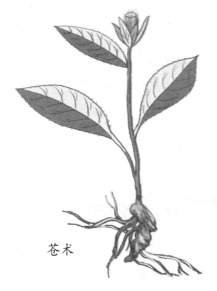

苍术

【做法】上药加水适量煎煮，连煎2次，将2次药汁合并。

【用法】每日1剂，分2次服。

【功效】益气，养阴，活血。适用于糖尿病属气阴两伤型，症见多饮多食多尿，气短神疲，虚胖无力，或日渐消瘦，体倦乏力，舌质暗或有瘀斑，脉细涩。

方18：山药白术汤

【配方】山药、白术、党参、黄芪各30克。

【做法】上药加水适量煎煮，连煎2次，将2次药汁合并。

【用法】每日1剂，分2次服。

【功效】益气养阴，健脾升清。适用于糖尿病属中焦失健、清阳不升者，症见口干思饮，食纳易积，食后脘腹胀满，形体消瘦，精神困倦，四肢沉重，尿量增多，大便稀薄，舌淡苔白而干，脉细弱无力。

方19：黄芪山药玄乌汤

【配方】黄芪、山药、玄参、乌梅各30克。

【做法】上药加水适量煎煮，连煎2次，将2次药汁合并。

【用法】每日1剂，分2次服。

【功效】益气养阴，清热活血。适用于糖尿病属气阴两虚者，症见口渴引饮，心慌气短，汗多乏力，五心烦热等。

方20：芪参天花粉汤

【配方】黄芪、天花粉、太子参各30克。

【做法】上药加水适量煎煮，连煎2次，将2次药汁合并。

【用法】每日1剂，分2次服。

【功效】益气养阴，生津止渴。适用于Ⅱ型糖尿病属气阴两伤型，症见口渴多饮，五心烦热，少气倦怠乏力，多尿，舌质淡，苔薄白，脉弦细。

方21：益气养阴汤

【配方】黄芪、生地黄、泽泻、枸杞子各20克，太子参、玄参、何首乌各15克，山药、天花粉、葛根各30克，苍术10克，丹参18克。

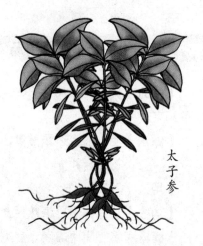

太子参

【做法】上药加水适量煎煮，连煎2次，将2次药汁合并。

【用法】每日1剂，分2次服。

【功效】益气养阴，生津止渴，活血化瘀。适用于Ⅱ型糖尿病属气阴两伤者，症见口干欲饮，形体肥胖，胸闷气短，神疲乏力，头晕，面色无华或晦暗，舌体胖，变有齿印，舌质红或暗红，苔花剥或少苔，脉弦细无力。

方22：降糖Ⅰ号口服液

【配方】太子参、生黄芪、山药、生葛根、丹参、荔枝核各30克，生地黄、麦冬、白术各12克，五味子6克。

【做法】上药加水适量煎煮，连煎2次，将2次药汁合并。

【用法】每日1剂，分2次服。

【功效】益气养阴，生津止渴。适用于Ⅱ型糖尿病属气阴两虚型，症见口渴喜饮，倦怠乏力，五心烦热，心悸失眠，自汗盗汗，气短懒言，溲黄便干，舌质暗红，舌体胖或有齿痕，太薄或有剥苔，脉细数或弦数。

方23：渴乐宁

【配方】黄芪、黄精、生地黄、天花粉、太子参各15克。

【做法】上药加水适量煎煮，连煎2次，将2次药汁合并。

【用法】每日1剂，分2次服。

【功效】健脾益气，滋阴润燥。适用于Ⅱ型糖尿病属气阴两虚者。

阴虚兼肺热型，治宜养阴清热润肺

【症状】口渴多饮，干咳少痰，日久不愈，乏力气短，潮热盗汗，舌红少苔，脉细数。

【治法】润肺生津、养阴清热。

方1：莲房汤

【配方】连房、葛根、枇杷叶、天花粉、黄芪、甘草各15克。

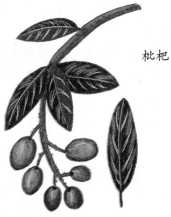

枇杷

【做法】上药加水适量煎煮，连煎2次，将2次药汁合并。

【用法】每日1剂，分2次服。

【功效】益气养阴，清肺止渴。适用于糖尿病属气阴两虚者。

方2：太子参桑白皮汤

【配方】太子参、麦冬、玄参、桑白皮各20克。

【做法】上药加水适量煎煮，连煎2次，将2次药汁合并。

【用法】每日1剂，分2次服。

【功效】益气养阴，兼清肺热。适用于糖尿病属气阴两虚者。

方3：葛根粉粥

【配方】葛根30克，粳米50克。

【做法】将葛根切片，水磨澄取淀粉；粳米浸泡一宿，与葛根粉同入砂锅内，加水500毫升，小火煮至粥稠服用。

【用法】随量辅食。

【功效】本方可清热除烦，生津止渴。适用于阴虚火旺型糖尿病，症见口干多饮，心烦易怒，性情急躁，多食易饥，大便干结，尿色浑黄，舌红少津，舌苔黄燥，脉象滑数。

方4：降糖丹

【配方】黄连3克，天花粉、生

地黄各15克，人参6克，黄芪30克，茯苓12克。

【做法】上药加水适量煎煮，连煎2次，将2次药汁合并。

【用法】每日1剂，分2次服。

【功效】益气，滋阴，清热。适用于Ⅱ型糖尿病属气阴两伤者，症见口渴欲饮，多喜热饮，膳食易饥，脘腹胀满，甚则便溏泄泻，尿多而频，腰痛肢冷，心烦易怒，好静易疲劳，失眠多梦，头晕目眩，自汗盗汗，胸部闷痛。

方5：黄连降糖汤

【配方】黄连5克，西洋参、党参各7克，黄精60克，山茱萸15克，枸杞子、麦冬各30克，牛膝10克，沙参20克，山药40克。

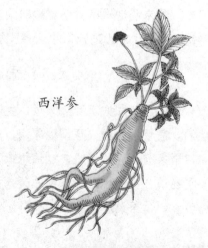

西洋参

【做法】上药加水适量煎煮，连煎2次，将2次药汁合并。

【用法】每日1剂，分2次服。

【功效】益气养阴，清热增液。适用于Ⅱ型糖尿病，症见口渴多饮，多食多尿，形体消瘦，尿浊有味，皮肤瘙痒，神疲乏力等。

方6：二冬豆腐汤

【配方】麦冬、天冬各20克，豆腐皮23克，水发冬菇、白萝卜各30克，精盐、味精各适量。

【做法】将天冬、麦冬洗净加水煎出药汤200毫升；豆腐皮在热水中浸软，捞出切成细丝；水发冬菇去蒂切细丝；白萝卜削皮后刨成细丝；再将炒锅放大火上，倒入二冬药汤，同时酌加水，倒入豆腐皮丝、白萝卜丝、冬菇丝、精盐，炖熟后加味精即可。

【用法】佐餐食用。

【功效】补虚养阴，退热止渴。适用于糖尿病属气阴两虚兼肺热者，症见口渴多饮、干咳。

方7：骨皮生脉汤

【配方】地骨皮50克，人参6克，麦冬45克，五味子10克。

【做法】上药加水适量煎煮，连煎2次，将2次药汁合并。

【用法】每日1剂，分2次服。

【功效】益气养阴。适用于糖尿病属气阴两伤者，症见多食多尿、烦渴多饮、消瘦乏力等。

🐟 方8：党参银耳汤

【配方】党参10克，银耳15克，天冬20克。

【做法】将银耳泡发洗净，与党参、天冬一并放入砂锅煎煮30分钟即成。

【用法】饮汤食银耳。每日2次。

【功效】益气，养阴，润肺。适用于糖尿病属气阴两虚者。

🐟 方9：愈消灵

【配方】生黄芪15克，山药、黄精、石斛、天花粉、生地黄、熟地黄、淡竹叶、地骨皮各10克，僵蚕3克。

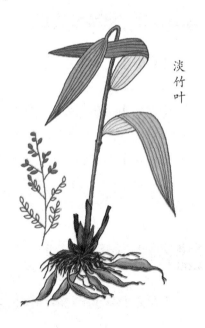

淡竹叶

【做法】上药加水适量煎煮，连煎2次，将2次药汁合并。

【用法】每日1剂，分2次服。

【功效】益气生津，滋阴清热，敛气固精。适用于Ⅱ型糖尿病属气阴两伤、肺胃蕴热者，症见烦渴引饮，夜间多尿，四肢乏力，心悸，腰酸膝软，舌淡苔白，脉细滑。

🐟 方10：人参知母降糖汤

【配方】人参、知母、甘草各10克，黄芪、麦冬、天花粉、熟地黄、地骨皮、山药、茯苓、生石膏（先煎）、玉米须各20克。

【做法】上药加水适量煎煮，连煎2次，将2次药汁合并。

【用法】每日1剂，分2次服。

【功效】益气养阴，生津除烦。适用于糖尿病属气阴两虚者，症见口渴多饮，多食多尿，形体消瘦，全身乏力，腰膝酸软，肢体麻木，舌红苔白，脉细弱。

🐟 方11：加味生脉饮

【配方】沙参、熟地黄、天花粉、生石膏（先煎）各20克，人参25克，麦冬、山茱萸、五味子各15克，鸡内金（研冲）10克。

【做法】上药加水适量煎煮，连煎2次，将2次药汁合并。

【用法】每日1剂，分2次服。

【功效】益气养阴，清热生津。适用于糖尿病属气阴两虚兼虚热者。

方12：滋阴降火汤

【配方】生黄芪、山药、天花粉各30克，西洋参（或太子参）10克，白术、生地黄、玄参、牡丹皮、麦冬、五味子、山茱萸各15克。

【做法】上药加水适量煎煮，连煎2次，将2次药汁合并。

【用法】每日1剂，分2次服。

【功效】滋阴降火，补脾益气。适用于糖尿病及其并发症属气阴两虚者，症见口渴多饮，多食多尿，形体消瘦，烦躁便干，下肢麻木乏力，舌质红，苔薄白而干，脉细数。

方13：速降糖煎Ⅱ号

【配方】天花粉、山茱萸、生地黄、山药、黄芪各30克，天冬、麦冬各25克，知母、泽泻、牡丹皮、茯苓、鸡内金、萆薢、蛤蚧各15克，黄柏10克。

【做法】上药加水适量煎煮，连煎2次，将2次药汁合并。

【用法】每日1剂，分2次服。

【功效】润肺，滋阴，养气，益肾。适用于糖尿病属气阴两虚者，症见口渴多饮，五心烦热，小便频数，尿如脂膏，舌质红少苔，脉细数。

方14：五鲜汤

【配方】鲜芦根、鲜地黄各30克，鲜白茅根10克，猪里脊肉、鸡脯肉各100克，精盐、味精各适量。

【做法】将鲜芦根、鲜地黄、鲜白茅根洗净备用；猪里脊肉洗净切块片，鸡脯肉切丝；将芦根、白茅根、生地黄一并放入砂锅，小火煮20分钟；放入猪里脊肉、鸡肉、精盐，煮至肉熟，去渣取汁，加味精即可。

【用法】佐餐，食肉饮汤。

【功效】滋阴益气，清热除烦。适用于糖尿病属气阴两虚兼肺热者。

方15：甜菊参冬茶

【配方】甜菊叶6克，太子参15克，麦冬10克。

【做法】上药切碎，用开水冲泡15分钟。

【用法】每日1剂，代茶饮。

【功效】益气养阴，清热生津。适用于糖尿病属气阴两虚兼肺热者。

方16：鲜地黄粥

【配方】鲜地黄30克，粳米50克。

【做法】将鲜地黄洗净捣烂，用纱布挤汁；粳米加水500毫升，煮成稠粥后，将地黄汁加入，小火再煮一沸，即可食用。

【用法】随量服食，每日1～2次。

【功效】清热凉血，养阴生津。适用于阴虚热盛型糖尿病，症见烦渴多饮，多食易饥，尿频量多，大便干结，舌红少津，苔黄而燥，脉细数。

胃火盛型，治宜清胃泻心

【症状】渴喜冷饮，易饥多食，口舌生疮，牙龈肿痛，口臭，心烦失眠，尿赤便秘，舌红、苔黄，脉滑数。

【治法】清胃热、泻心火。

方1：清心莲子饮

【配方】黄芩、麦冬（去心）、地骨皮、车前子、炙甘草、柴胡各15克，石莲肉（去心）、白茯苓、黄芪（蜜炙）、人参各23克。

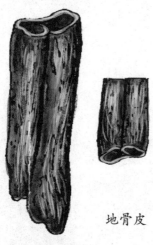

地骨皮

【做法】上药锉散。

【用法】每服9克，用麦冬10粒，水225毫升，煎取180毫升，去渣取汁，空腹时服。

【功效】清心利湿，益气养阴。适用于心火妄动，气阴两虚，湿热下注，遗精白浊，妇人带下赤白；肺肾亏虚，心火刑金，口舌干燥，渐成消渴，睡卧不安，四肢倦怠，病后气不收敛，阳浮于外，五心烦热。

方2：石膏参须汤

【配方】生石膏（先煎）30克，参须、知母、天花粉、芦根各10克，五味子6克，黄连5克，甘草3克。

【做法】上药加水适量煎煮，连煎2次，将2次药汁合并。

【用法】每日1剂，分2次服，每次约300毫升。

【功效】清泄肺胃邪热，兼以益气养阴。适用于肺胃热盛型糖尿病，症见口渴多饮，消谷善饥，咽干舌燥，心烦易怒，尿白或黄，大便秘结，舌红苔黄，脉弦数或滑数。

方3：黄连降糖散

【配方】黄连、人参各10克，天花粉、泽泻各20克。

【做法】上药共研细末。

【用法】每日3次，每次3克，温开水送服。

【功效】益气养阴，清热止渴。适用于糖尿病，症见口渴多饮，多食善饥，消瘦，多尿，舌红、苔黄，脉细数。

方4：夜交藤远志汤

【配方】夜交藤、丹参、沙参各15克，远志、五味子、麦冬、知母、山茱萸各10克，莲子心、茯苓各5克，珍珠母（先煎）、金樱子各30克。

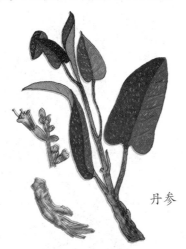

丹参

【做法】上药加水适量煎煮，连煎2次，将2次药汁合并。

【用法】每日1剂，分2次服。

【功效】滋阴降火，调济心肾。适用于糖尿病属阴虚火旺、心肾不交者，症见头昏目干，多饮多尿，神疲乏力，心悸健忘，虚烦不眠，腰膝酸软，夜尿多，脉细数。

方5：槐花苦参汤

【配方】槐花30克，苦参、天花粉、胡黄连、白术、山药各20克，葛根、黄柏各15克，知母25克。

【做法】上药加水适量煎煮，连煎2次，将2次药汁合并。

【用法】每日1剂，分2次服。

【功效】清胃，泻火，养阴。适用于糖尿病。

方6：柏子仁牡蛎汤

【配方】柏子仁、茯苓、石菖蒲、当归、知母各10克，玄参、丹参各15克，莲子心5克，龙骨（先煎）、牡蛎（先煎）各30克。

【做法】上药加水适量煎煮，连煎2次，将2次药汁合并。

【用法】每日1剂，分2次服。

【功效】滋阴降火，养心安神。适用于糖尿病属心阴不足、心火偏亢者，症见口干咽燥，喜冷饮，心悸健忘，失眠多梦，五心烦热，舌红少津，脉细数。

方7：麦冬熟地汤

【配方】麦冬、熟地黄、牡丹皮、白芍、生地黄、木瓜、大麦各15克，金银花、牛膝、淡竹叶各10克，生石膏（先煎）30克，知母12克，甘草3克。

【做法】上药加水适量煎煮，连煎2次，将2次药汁合并。

【用法】每日1剂，分2次服。

【功效】滋五脏之阴，泻三焦之火。适用于糖尿病，症见三焦有热，口渴引饮，脘嘈求食，小便频数。

方8：生地黄芩汤

【配方】生地黄15克，黄芩、竹叶各10克，木通3克。

【做法】上药加水适量煎煮，去渣取汁。

【用法】每日1剂，分2次服。

【功效】清心泻火。适用于糖尿病属心胃火盛、烦寐不安者。

方9：冬瓜石膏汤

【配方】冬瓜50克，石膏30克，黄连3克。

【做法】上药加水适量煎煮，去渣取汁。

【用法】每日1剂，分2次服。

【功效】清胃泻火，生津止渴。适用于糖尿病属心胃火盛者。

方10：三黄丸

【配方】春3月：黄芩、黄连各20克，大黄15克；夏3月：黄芩30克，大黄5克，黄连35克；秋3月：黄芩30克，大黄10克，黄连15克；冬3月：黄芩15克，大黄25克，黄连10克。

【做法】上药随时和捣，为丸，如黄豆大。

【用法】饮服5丸，1日3次。

【功效】清心泻胃。适用于糖尿病属心胃火盛者。

方11：地黄黄连汤

【配方】鲜地黄30克，黄连3克。

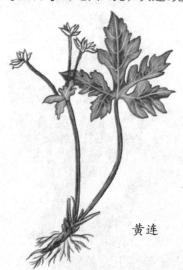

黄连

【做法】将鲜地黄洗净，捣烂取汁；黄连研细末，放入鲜地黄汁内拌匀。

【用法】每日2次，空腹服。

【功效】清胃泻火，生津止渴。适用于糖尿病属心胃火盛者。

方12：玉竹四黄汤

【配方】玉竹、黄芩、黄柏、麦冬各10克，黄连、甘草各6克，生石膏（先煎）、天花粉、玄参、生地黄各30克，知母12克。

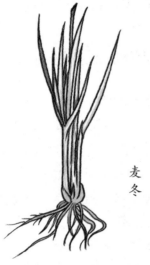

麦冬

【做法】上药加水适量煎煮，连煎2次，将2次药汁合并。

【用法】每日1剂，分2次服。

【功效】清热降火，生津止渴。适用于糖尿病属燥火炽盛、灼伤阴津型，症见身软无力，心悸气短，汗出，口渴，夜尿多，面色潮红，舌红嫩，脉弦数。

方13：知母龙骨饮

【配方】知母（切焙）、龙骨（先煎）、生石膏（先煎）、苦瓜干各30克，黄芩（去里心）、炙甘草各15克，大黄10克。

【做法】上药加水适量煎煮，连煎2次，将2次药汁合并。

【用法】每日1剂，分2次服。

【功效】清热止渴，通腑泄热。适用于糖尿病属阳明腑实证，症见燥热多渴，大便干结，小便短赤。

方14：桑白皮枇杷饮

【配方】桑白皮（锉）、炙枇杷叶、人参、知母（切焙）、麦冬（去心，焙）、地骨皮、炒黄连、葛根、淡竹叶各15克。

【做法】上药加水适量煎煮，连煎2次，将2次药汁合并。

【用法】每日1剂，分2次服。

【功效】益气养阴，清热止渴。适用于糖尿病，症见心中燥热，饮水无度。

方15：茯神大枣汤

【配方】茯神、麦冬、生地黄各30克，天花粉、玉竹各45克，浮小麦、淡竹叶（切）、知母各15克，大枣3枚。

【做法】上药加水适量煎煮，连煎2次，将2次药汁合并。

【用法】每日1剂，分2次服。

【功效】清胃泻火，滋阴清热。适用于糖尿病属胃腑实热、引饮常渴者。

方16：清凉饮子

【配方】羌活梢、柴胡梢、甘草梢、知母、黄芪根、黄芩、甘草各3克，升麻梢4克，防风梢、防己、生地黄各5克，当归6克，生石膏（先煎）、龙胆草、黄柏各4.5克，桃仁、杏仁各5个，红花少许。

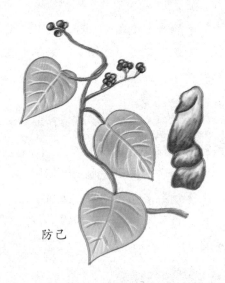

防己

【做法】上药加水适量煎煮，连煎2次，将2次药汁合并。

【用法】每日1剂，分2次服。

【功效】祛风活血，清热补中，益气生津。适用于糖尿病，症见能食而瘦，口舌干，自汗，大便秘，小便频数。

方17：二冬四黄汤

【配方】天冬、麦冬、熟地黄、赤芍各15克，黄芩、大黄（后下）各10克，黄连6克，丹皮12克，元参30克，玉米须适量。

【做法】上药加水适量煎煮，连煎2次，将2次药汁合并。

【用法】每日1剂，分2次服。

【功效】清胃泻心。适用于糖尿病属胃热炽盛型。

方18：玉女煎

【配方】石膏9～15克，熟地黄9～30克，麦冬6克，知母、牛膝各5克。

【做法】上药加水适量煎煮，连煎2次，将2次药汁合并。

【用法】每日1剂，分2次服。

【功效】清胃泻火，滋阴生津。适用于胃热阴虚型糖尿病，症见头痛，牙痛，齿松牙衄，烦热干渴，舌红苔黄而干。

方19：芦根木通汤

【配方】芦根（锉）、木通（锉）各30克，栀子仁、桔梗、黄芩（去黑心）、甘草（炙）各20克。

【做法】上药粗捣筛；每服15克，用水300毫升，煎至150毫升，去渣，入地黄汁少许，再煎沸。

【用法】温服，不拘时候。

【功效】清热养阴，生津止渴。适用于消渴证，症见心脾热盛，烦躁不安，下焦虚冷，小便频数，羸瘦。

湿热中阻型，治宜清热化湿

【症状】渴而多饮，多食善饥，或仅有饥饿感，脘腹痞闷，舌苔黄腻，脉濡缓。

【治法】清热化湿。

方1：白豆蔻藿香汤

【配方】白豆蔻、藿香（后下）、茵陈、黄芪、浙贝母、连翘、大黄（后下）、知母各9克，滑石15克，木通、射干、薄荷（后下）各6克，石菖蒲5克。

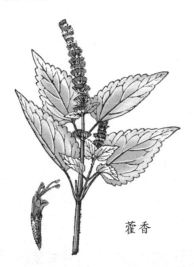

藿香

【做法】上药加水适量煎煮，连煎2次，将2次药汁合并。

【用法】每日1剂，分2次服。

【功效】清热利湿。用于糖尿病属湿热蕴蒸者，症见多饮、多食、多尿，便秘，咳黄色痰，腰困腿痛，舌淡黄，苔白腻，脉弦滑。

方2：芹菜汁饮

【配方】芹菜300克。

【做法】芹菜洗净、沥水后切碎，榨汁。

【用法】每日3次，每次15毫升。

【功效】醒脾健胃，清利湿热。适用于糖尿病。

方3：杏仁黄芩连翘汤

【配方】杏仁、白豆蔻（后下）、黄芩、苍术各10克，薏苡仁20克，滑石、连翘、丹参各15克，通草6克。

【做法】上药加水适量煎煮，连煎2次，将2次药汁合并。

【用法】每日1剂，分2次服。

【功效】清热化湿，活血化瘀。适用于糖尿病属湿热中阻型，症见渴而不欲饮，多食善饥，或饥而纳差，脘腹满闷，倦怠困乏，舌质红，苔黄或浊，脉弦滑。

病属湿热中阻型。

方4：豆蔻连翘竹叶汤

【配方】白豆蔻（后下）6克，藿香（后下）、连翘、竹叶、石柱参各15克，茵陈30克，滑石、薏苡仁各25克，木通、石菖蒲、黄芩、青蒿各10克。

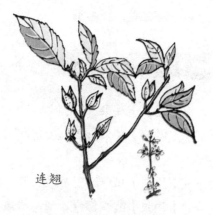

连翘

【做法】上药加水适量煎煮，连煎2次，将2次药汁合并。

【用法】每日1剂，分2次服。

【功效】清热解毒，利湿化浊。适用于糖尿病湿热证。

方5：番石榴芹菜汁

【配方】番石榴、芹菜各300克。

【做法】将番石榴、芹菜绞汁煮沸。

【用法】每日1剂，分2次服。

【功效】清热利湿。适用于糖尿

方6：马齿苋汤

【配方】干马齿苋100克。

【做法】上药加水适量煎煮，去渣取汁。

【用法】每日1剂，分2次服。

【功效】清热，祛湿，解毒。适用于糖尿病湿热证。

方7：郁金竹茹乌梅汤

【配方】郁金、桑叶、竹叶、竹茹、苍术、枳壳、厚朴、白豆蔻（后下）、乌梅各10克，薏苡仁、山药、白茅根、沙参、石斛、天花粉各15克，川黄连6克，生石膏（先煎）30克，甘草3克。

【做法】上药加水适量煎煮，连煎2次，将2次药汁合并。

【用法】每日1剂，分2次服。

【功效】化湿泄热，宣通气机。适用于糖尿病属湿热中阻、化燥伤阴者。

方8：滑石茵陈菖蒲汤

【配方】滑石、黄芩、连翘各15克，茵陈30克，石菖蒲、木通、川贝母、射干、薄荷（后下）、白豆蔻（后下）、藿香（后下）各10克。

【做法】上药加水适量煎煮，连煎2次，将2次药汁合并。

【用法】每日1剂，分2次服。

【功效】清热化浊，清热利湿。适用于糖尿病属湿热偏重者。

方9：黑木耳扁豆散

【配方】黑木耳、扁豆各等份。

【做法】将上药晒干，共研细末。

【用法】每次9克，白开水冲服。

【功效】益气，清热，祛湿。适用于糖尿病。

方10：理脾清胃汤

【配方】生石膏（先煎）30克，知母、佩兰（后下）、苍术、茯苓各9克，葛根12克，甘草3克。

【做法】上药加水适量煎煮，连煎2次，将2次药汁合并。

【用法】每日1剂，分2次服。

【功效】祛湿醒脾，清胃生津。适用于糖尿病属湿热困脾、津不上乘型，症见口渴饮水，小便量多色赤，头晕肢困，胸闷腹胀，纳呆，舌质红，苔黄腻，脉滑数或濡数。

方11：地黄茵陈汤

【配方】生地黄、熟地黄、茵陈、天冬、麦冬、石斛、黄芩、黄柏各15克，龙胆草9克，泽泻12克。

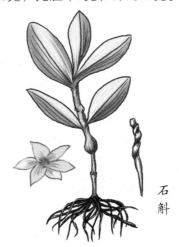

石斛

【做法】上药加水适量煎煮，连煎2次，将2次药汁合并。

【用法】每日1剂，分2次服。

【功效】清热利湿，养阴生津。适用于糖尿病属湿热型，症见三多（多饮、多食、多尿）明显，肥胖，阴痒明显，不欲饮，肢体酸痛。

脾 虚津亏型，治宜健脾益气止渴

【症状】口渴引饮，多食易饥，大便溏泄，或见饮食减少，神倦乏力，苔薄白少津，舌淡，脉细弱。

【治法】健脾益气，生津止渴。

方1: 益气降糖汤

【配方】党参、黄芪、白术、莲子肉、黄精各15克，怀山药、薏苡仁各30克，苍术、五味子各12克，五倍子、鸡内金各10克。

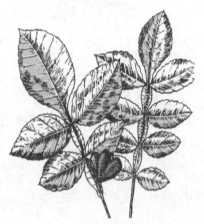

五倍子

【做法】上药加水适量煎煮，连煎2次，将2次药汁合并。

【用法】每日1剂，分2次服。

【功效】健脾培本，益气生津。适用于糖尿病属气虚型，症见口渴多饮，多食易饥，小便量多，身体消瘦，面色萎黄，头晕气短，动则汗出，全身乏力，大便溏薄，舌淡苔红薄腻，脉细弱。

方2: 健脾降糖饮

【配方】生黄芪30克，黄精、炒白术、麦冬、茯苓各12克，山药、葛根、天花粉、生地黄、丹参、枸杞子各15克，黄连、人参、玄参、鸡内金各9克。

【做法】上药加水适量煎煮，去渣取汁。

【用法】每日1剂，分2次服。

【功效】健脾益气，生津养阴，活血化瘀。适用于Ⅱ型糖尿病以脾虚为主者，症见口干口渴，尿多而浑浊，身体困倦，疲乏无力，少气懒言，肢体酸软，形体消瘦，大便干稀不调，舌淡红苔干燥少津，脉弱无力。

方3：补脾生化汤

【配方】黄芪、山药各30克，党参25克，玉米须20克，天花粉、葛根、生地黄、杜仲各15克，山茱萸12克。

【做法】上药加水适量煎煮，连煎2次，将2次药汁合并。

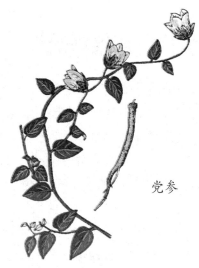

党参

【用法】每日1剂，分2次服。

【功效】补脾益气，以生化源。适用于糖尿病属脾虚生化无源者，症见疲乏肢倦，头晕目眩，纳谷不香，腰酸，夜尿增多，虚浮肿胀。

方4：理脾清胃汤

【配方】生石膏（先煎）30克，知母、佩兰（后下）、苍术、茯苓各9克，葛根12克，黄连6克，甘草3克。

【做法】上药加水适量煎煮，连煎2次，将2次药汁合并。

【用法】每日1剂，分2次服。

【功效】祛湿理脾，清胃生津。适用于糖尿病属湿热困脾、津不上承者，症见口渴饮水，小便量多色赤，头晕肢困，胸闷腹胀，纳呆，舌质红，苔黄腻，脉滑数或濡数。

方5：润燥降糖汤

【配方】黄芪、山药、葛根各30克，炒苍术6克，炒白术8克，玄参15克，天花粉60克，茯苓20克。

【做法】上药加水适量煎煮，去渣取汁。

【用法】每日1剂，分2次服。

【功效】补气，健脾，燥湿，佐以生津止渴。适用于糖尿病属脾肾湿盛者，症见身重困倦，大便溏薄，舌淡苔腻，脉缓或濡。

方6：干番薯藤汤

【配方】干番薯藤适量。

【做法】上药加水适量煎煮，去渣取汁。

【用法】每日2次，温热服。

【功效】益气生津，补中和血。适用于糖尿病属脾虚精亏者。

方7：地骨皮汤

【配方】地骨皮、山药、天花粉

各30克。

【做法】上药加水适量煎煮，去渣取汁。

【用法】每日1剂，分2次服。

【功效】健脾益气，生津止渴。适用于糖尿病属脾虚津亏者。

方8：健脾止渴汤

【配方】炒苍术、生地黄、玉竹各20克，炒白术、熟地黄、玄参、五味子各15克，桑螵蛸10克，山药、黄芪、北沙参各30克。

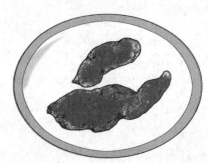

地黄

【做法】上药加水适量煎煮，连煎2次，将2次药汁合并。

【用法】每日1剂，分2次服。

【功效】健脾益胃，止渴抑饥。适用于糖尿病及其并发症属脾胃虚弱者。

方9：苍精二参饮

【配方】苍术、黄精各30克，人参10克，苦参15克。

【做法】上药加水适量煎煮，连煎2次，将2次药汁合并。

【用法】每日1剂，分2次服。

【功效】补脾益气，养阴生津。适用于糖尿病属脾虚津亏型，症见口渴多饮，多食易饥，尿多，形体消瘦，倦怠乏力，舌质淡黯，边有齿痕，脉沉细。

方10：糖宁口服液

【配方】山药、炙黄芪各30克，苍术、白术、葛根粉、党参各15克。

【做法】上药加水适量煎煮，连煎2次，将2次药汁合并。

【用法】每日1剂，分2次服。

【功效】健脾生津。适用于糖尿病及其并发症，症见消瘦乏力，四肢倦怠，口渴喜饮，尿多，消谷善饥，皮肤瘙痒，肢体麻木，舌质淡，舌体胖有齿印，脉细软。

方11：田螺黄酒汤

【配方】大田螺10个，黄酒100毫升，姜丝、精盐、味精、香油各适量。

【做法】田螺清水静养2~3天，取净肉洗净，放入砂锅中，注入黄酒和清水100毫升，煮开后，加入姜丝和精盐，转用小火煮至熟透，下味精，淋香油。

【用法】分1～2次趁热服用。

【功效】健脾益气，生津止渴。适用于糖尿病口渴多饮、随饮随尿、口干舌燥、唇红等症。

方12：兔肉馄饨

【配方】面粉250克，兔肉100克，鸡蛋50克，豆粉25克，香菜段、葱末、精盐、味精各适量。

【做法】兔肉去骨，洗净，剁成末，同豆粉、味精、葱末、鸡蛋、精盐调匀成馅料；和面，揪剂，将面剂擀成薄片，切成3厘米见方的块；将兔肉馅用面片包成馄饨。

【用法】锅内加水烧开，将生馄饨放入锅内煮开后加精盐、味精、香菜，吃馄饨喝汤。

【功效】补中益气，止渴健脾，凉血解毒。适用于糖尿病属脾虚津亏者。

方13：益母草黄芪汤

【配方】益母草30克，黄芪、苍术、茯苓各20克，天花粉、葛根各15克，黄精、山药、玄参、丹参、桃仁各10克，红花6克，水蛭3克。

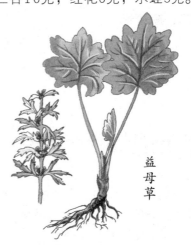

益母草

【做法】上药加水适量煎煮，连煎2次，将2次药汁合并。

【用法】每日1剂，分2次服。

【功效】健脾养阴，活血化痰。适用于糖尿病及其并发症，痰瘀明显者。

脾 虚气陷型，治宜健脾益气

【症状】食欲缺乏，大便溏泄或完谷不化，或便意频数，肛门重坠，或久泄不止，而致脱肛，精神疲乏，气短无力，苔白腻少津，舌淡，脉濡细。

【治法】健脾助运、益气升提。

方1：升麻柴胡汤

【配方】黄芪、天花粉、山药各30克，升麻、柴胡、黄连各6克，知母、苍术各15克，桔梗9克。

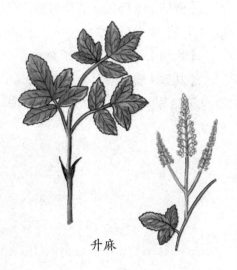

升麻

【做法】上药加水适量煎煮，连煎2次，将2次药汁合并。

【用法】每日1剂，分2次服。

【功效】健脾升阳，益气生津。适用于糖尿病属脾虚气陷、津液不化者，症见多饮多尿，乏力倦怠，舌淡苔白腻，脉虚弱。

方2：山药玄石汤

【配方】山药、黄芪、黄精各30克，党参、苍术、麦冬、玄参、葛根、石斛各15克，五味子9克。

【做法】上药加水适量煎煮，连煎2次，将2次药汁合并。

【用法】每日1剂，分2次服。

【功效】益气健脾，升清生津。适用于糖尿病属脾胃虚弱、消谷善饥、食不知饱者。

方3：陈氏降糖方

【配方】黄芪、白术、枸杞子、山药各15克。

【做法】上药加水适量煎煮，去渣取汁。

【用法】每日1剂，分2次服。

【功效】健脾，补气。适用于糖尿病属脾虚气陷型。

方4：补元复胃汤

【配方】党参、鸡内金各12克，白术、茯苓各10克，砂仁、蔻仁、谷芽、神曲、山楂、甘草各6克，木香3克，山药15克，大枣6枚。

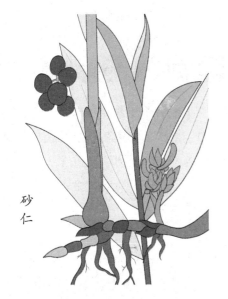

砂仁

【做法】上药加水适量煎煮，连煎2次，将2次药汁合并。

【用法】每日1剂，分2次服。

【功效】补中益气，健脾和胃。适用于脾虚气陷型糖尿病患者。

方5：枳实参朴汤

【配方】白术20克，人参（先煎）6克，茯苓12克，枳实、陈皮、

半夏曲、川厚朴、槟榔各10克，砂仁、黄连、干姜各5克，炒麦芽15克，炙甘草3克。

【做法】上药加水适量煎煮，连煎2次，将2次药汁合并。

【用法】每日1剂，分2次服。

【功效】补脾益气，理气消导。适用于脾虚气陷型糖尿病患者。

方6：清半夏芥子汤

【配方】清半夏20克，白芥子、枳实、川芎各15克，大黄6克，苍术10克。

【做法】上药加水适量煎煮，连煎2次，将2次药汁合并。

【用法】每日1剂，分2次服。

【功效】健脾，涤痰，燥湿。适用于糖尿病及其并发症，症见肥胖体形，头晕，下肢水肿，食欲缺乏或餐后痞满，大便不爽，舌苔多滑腻，舌质淡润，脉弦滑。

方7：太子参僵蚕煎

【配方】太子参、僵蚕各30克，天竺黄20克，半夏25克。

【做法】上药加水适量煎煮，连煎2次，将2次药汁合并。

【用法】每日1剂，分2次服。

【功效】健脾，祛湿，化痰。适用于Ⅱ型糖尿病及其并发症属痰湿相

兼者，症见口渴多饮，多食多尿，形体肥胖，胸脘痞满，时有恶心，舌胖苔薄白，脉滑。

方8：葛根藿香饮

【配方】葛根、山药、黄芪、薏苡仁、玉竹各30克，藿香10克，苍术、茯苓、玄参、丹参各15克。

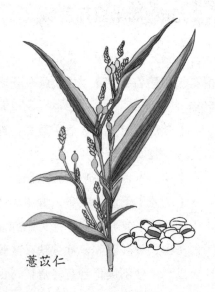

薏苡仁

【做法】上药加水适量煎煮，连煎2次，将2次药汁合并。

【用法】每日1剂，分2次服。

【功效】健脾升清，化湿益气。适用于糖尿病及其并发症，症见口干口渴，口中黏腻，身体困重，纳呆，苔厚腻，脉濡滑或弦缓。

方9：升阳健脾汤

【配方】太子参24克，苍术、茯

苓、玄参各10克，黄芪、山药各30克，鸡内金20克，葛根15克，砂仁（后下）6克，甘草3克。

【做法】上药加水适量煎煮，连煎2次，将2次药汁合并。

【用法】每日1剂，分2次服。

【功效】益气，健脾，升阳。适用于Ⅱ型糖尿病，症见气短乏力，口干渴，心悸失眠，口唇糜烂，肢痛麻木，头晕耳鸣，阳痿早泄，腰膝酸软，舌红少苔，脉沉细。

方10：党参鸡内金汤

【配方】党参、黄芪、白术、莲子肉、葛根、黄精各15克，山药、薏苡仁各30克，苍术、五味子、柴胡各12克，五倍子、生鸡内金各10克。

【做法】上药加水适量煎煮，连煎2次，将2次药汁合并。

【用法】每日1剂，分2次服。

【功效】健脾益气，培本生津。适用于糖尿病属脾虚气弱型，症见口渴多饮，多食易饥，或轻或重，小便量多，身体消瘦，面色萎黄，头晕气短，动则汗出，全身乏力，大便溏薄，舌质淡红，苔正常或薄腻，脉沉弱细或濡细者。

方11：杜氏复方陈皮汤

【配方】陈皮、升麻、山药各

15克，黄芪30克。

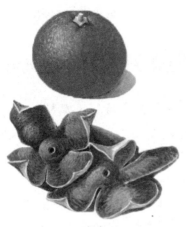

陈皮

【做法】上药加水适量煎煮，去渣取汁。

【用法】每日1剂，分2次服。

【功效】补中，益气。适用于糖尿病属脾虚气陷型。

方12：苍芪人参汤

【配方】人参10克，苍术15克，黄芪30克。

【做法】上药加水适量煎煮，连煎2次，将2次药汁合并。

【用法】每日1剂，分2次服。

【功效】补中益气。适用于Ⅱ型糖尿病属脾虚气陷者。

方13：黄精瘦肉汤

【配方】黄精、党参各30克，山药（干）20克，猪瘦肉60克，精盐适量。

【做法】黄精、党参、猪瘦肉洗净，放入瓦锅内，加清水适量，大火煮沸后，小火煮2小时，调味即可。

【用法】随量饮用。

【功效】补脾益气，养肺润燥。适用于糖尿病并发肺结核属肺脾两虚者，症见干咳少痰，淡白黏稠，饮食无味，大便干硬，舌淡苔少，脉细而虚。

方14：加味四君汤

【配方】党参、山药各20克，白术、茯苓、玄参、佩兰（后下）各15克，苍术12克，葛根30克。

【做法】上药加水适量煎煮，连煎2次，将2次药汁合并。

【用法】每日1剂，分2次服。

【功效】健脾益气，醒脾化浊。适用于Ⅱ型糖尿病及其并发症属脾气虚者，症见少气倦怠乏力，纳差消瘦，小便量多，甚至自遗，头晕眼花，胸闷憋气，舌质淡黯，苔薄白，脉弦数。

方15：调中益气汤

【配方】黄芪3克，人参（去芦头，有嗽者去之）、甘草、苍术各1.5克，柴胡、橘皮（如腹中气不得运转，加0.3克）、升麻各0.6克，木香0.3~0.6克。

【做法】上药锉麻豆大，都作一服。水600毫升，煎至500毫升，去渣取汁。

【用法】空腹时带热服之。

【功效】益气健脾，和中祛湿。适用于脾虚气陷型糖尿病患者。

方16：黄芪桔梗升麻汤

【配方】黄芪、山药各30克，苍术、知母各15克，柴胡、桔梗、升麻各5克。

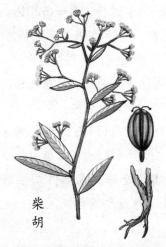

柴胡

【做法】上药加水适量煎煮，连煎2次，将2次药汁合并。

【用法】每日1剂，分2次服。

【功效】补中益气，举陷升提。适用于糖尿病属脾虚气陷型。

方17：加味补中益气汤

【配方】黄芪、黄精、山药各30克，白术、茯苓、当归、荔枝核各12克，人参、升麻、柴胡、陈皮、甘草各6克。

【做法】上药加水适量煎煮，连煎2次，将2次药汁合并。

【用法】每日1剂，分2次服。

【功效】补中益气。适用于糖尿病属脾虚气陷型。

方18：山药知母桔梗汤

【配方】山药、生黄芪、天花粉各30克，升麻、柴胡、黄连各6克，知母、云茯苓各15克，桔梗9克。

【做法】上药加水适量煎煮，连煎2次，将2次药汁合并。

【用法】每日1剂，分2次服。

【功效】益气升阳，养阴清热。适用于Ⅱ型糖尿病属脾虚气陷型。

虚血瘀型，治宜养阴活血

【症状】可以和以上各证兼而出现。并有四肢麻木、肢体疼痛，痛有定处，肌肤甲错，面色黧黑，舌质暗，有瘀点，瘀斑，脉涩。

【治法】养阴活血。

方1：黄芪山萸肉汤

【配方】黄芪、熟地黄各15克，山茱萸、补骨脂、五味子各10克，元参、山药、丹参各12克，苍术6克，肉桂3克。

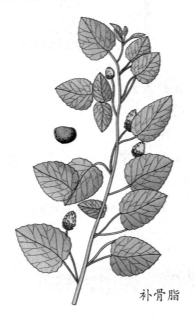

补骨脂

【做法】上药加水适量煎煮，连煎2次，将2次药汁合并。

【用法】每日1剂，分2次服。

【功效】养阴活血。适用于阴虚血瘀型糖尿病。

方2：养阴化瘀丹

【配方】天花粉、黄精、麦冬、生地黄各30克，枸杞子、山茱萸、玉竹、鬼箭羽、丹参各15克，当归、生石膏（先煎）、知母各20克。

【做法】上药加水适量煎煮，连煎2次，将2次药汁合并。

【用法】每日1剂，分2次服。

【功效】滋阴，活血化瘀。适用于Ⅱ型糖尿病及其并发症属阴虚血瘀者。

方3：降糖合剂

【配方】人参、知母各10克，生地黄、鬼箭羽各15克，水蛭12克，丹参、黄芪各30克，黄连6克，石膏30克。

【做法】上药加水适量煎煮，连煎2次，将2次药汁合并。

【用法】每日1剂，分2次服。

【功效】益气活血，滋阴清热。适用于Ⅱ型糖尿病，症见口渴多饮，多食善饥，溲赤便秘，倦怠乏力，气短懒言，小便清长且混浊，手足麻木等。

方4：芹菜冬瓜梨汤

【配方】鲜芹菜、青萝卜各500克，冬瓜100克，绿豆120克，梨2个。

【做法】先将芹菜和冬瓜略加水煮，用白纱布包住取汁，同绿豆、梨、青萝卜共煮熟服。

【用法】随量服食。

【功效】养阴活血。适用于阴虚血瘀型糖尿病。

方5：白术枳壳三棱汤

【配方】白术30克，三棱、清半夏、莪术、葛根各20克，沉香、枳壳各15克，炙车前子2克。

【做法】上药加水适量煎煮，连煎2次，将2次药汁合并。

【用法】每日1剂，分2次服。

【加减】兼气虚者加党参、生黄芪；肝郁者加郁金、茵陈；早衰者加女贞子、枸杞子、山萸肉。

【功效】养阴活血。适用于阴虚血瘀型糖尿病。

方6：四参玉竹乌梅汤

【配方】党参15克，丹参30克，元参、沙参各10克，玉竹12克，乌梅30个。

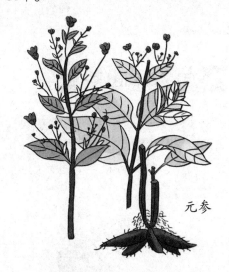

元参

【做法】上药加水适量煎煮，连煎2次，将2次药汁合并。

【用法】每日1剂，分2次服。

【加减】渴甚者加天花粉，大便稀溏加焦山楂。

【功效】养阴活血。适用于阴虚血瘀型糖尿病。

方7：参田七老鸭汤

【配方】沙参、田七各15克，净光鸭1只，黄酒半汤匙，调味品适量。

【做法】将鸭洗净放入沸水中煮

10分钟，取出洗净；再将鸭、沙参、田七末、黄酒放入炖盅内，加入适量沸水，隔水炖4小时，放入调味品即可。

【用法】佐餐温热食。

【功效】滋阴活血。适用于糖尿病属阴虚血瘀者。

方8：益母草赤芍汤

【配方】益母草、当归、赤芍各15克，木香（后下）6克，川芎9克。

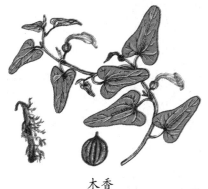

木香

【做法】上药加水适量煎煮，去渣取汁。

【用法】每日1剂，分2次服。

【功效】理气养血，活血化瘀。适用于糖尿病属气滞血瘀型，症见三多症状及舌紫暗，或有瘀点、瘀斑，或舌下静脉怒张，或面部有瘀斑，或有刺痛、疼痛不移等血瘀征象。

方9：阿胶麦冬汤

【配方】阿胶（烊化）、生地

黄、熟地黄、赤芍、麦冬、地骨皮各10克，生蒲黄（包煎）、五灵脂各12克，益母草、泽兰、丹参各15克，天花粉、山药、葛根各30克。

【做法】上药加水适量煎煮，连煎2次，将2次药汁合并。

【用法】每日1剂，分2次服。

【功效】滋阴清热，活血养血。适用于糖尿病属阴虚血瘀者。

方10：沙参川楝子汤

【配方】北沙参、麦冬、枸杞子、当归、川楝子各10克，丹参30克，生地黄、熟地黄、葛根各15克。

【做法】上药加水适量煎煮，连煎2次，将2次药汁合并。

【用法】每日1剂，分2次服。

【功效】滋阴清热，活血生津。适用于糖尿病属阴虚血瘀型。

方11：黄芪知母花粉汤

【配方】生黄芪、生地黄、玄参、葛根、丹参、天花粉各15克，黄连9克，知母12克，大黄（后下）5克。

【做法】上药加水适量煎煮，连煎2次，将2次药汁合并。

【用法】每日1剂，分2次服。

【功效】清热润燥，活血生津。适用于糖尿病属阴虚燥热血瘀型，症见口干舌燥，烦渴多饮，或多食易饥，或神疲乏力，便秘，胸闷心痛，肋痛，或见痈疽，舌质红或绛，苔薄黄少津，脉弦滑或细数。

方12：滋阴活血方

【配方】生地黄、丹参各15克，山药、生石膏（先煎）各30克。

【做法】上药加水适量煎煮，连煎2次，将2次药汁合并。

【用法】每日1剂，分2次服。

【功效】滋阴活血。适用于糖尿病及其并发症。

方13：化瘀降糖汤

【配方】丹参、当归、生地黄、麦冬、花粉、石斛、牡丹皮各20克，桃仁、赤芍、牛膝、枳壳各15克。

【做法】上药加水适量煎煮，连煎2次，将2次药汁合并。

【用法】每日1剂，分2次服。20日为1个疗程。

【加减】阴虚内热明显加知母、黄柏；胃热津伤明显加沙参、玉竹；气滞明显加降香、陈皮。

【功效】活血化瘀。适用于糖尿病属瘀血内阻型，症见烦躁口渴，多饮多食，尿频量多，口唇色暗，舌尖红，苔薄黄，脉弦。

方14：丹参水蛭汤

【配方】丹参30克，当归12克，水蛭、麦冬、天花粉各10克，山楂15克。

【做法】上药加水适量煎煮，连煎2次，将2次药汁合并。

【用法】每日1剂，分2次服。

【功效】活血化瘀，滋阴清热。适用于糖尿病及其并发症以瘀血症候为主要表现者，症见胸闷刺痛，四肢麻木或疼痛，舌质黯红有瘀斑，苔薄白，脉细涩。

方15：荔枝核汤

【配方】荔枝核、鬼箭羽各30克。

【做法】上药加水适量煎煮，去渣取汁。

【用法】每日1剂，分2次服。

【功效】活血化瘀。适用于糖尿病属气滞血瘀型。

虚血瘀型，治宜益气活血

【症状】半身不遂，肢体麻木或有疼痛，口干咽燥，头晕足软，语言低微，气短乏力，面色萎黄或白，舌下静脉曲张，舌淡胖或黯淡，边有齿痕，脉濡。

【治法】益气活血。

方1：益气活血胶囊

【配方】人参10克，黄芪、丹参、珍珠层粉各30克，牡丹皮、虎杖各15克。

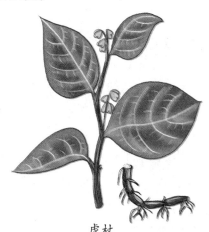

虎杖

【做法】上药共研细末，装入胶囊备用。

【用法】每日3次，每次9克，温开水送服。

【功效】益气活血。适用于Ⅱ型糖尿病及其并发症属气虚血瘀型，症

见口渴多饮，倦怠乏力，心悸气短，胸闷，舌暗红，苔薄白，脉细。

方2：黄精鬼箭羽汤

【配方】黄精、鬼箭羽各30克。

【做法】上药加水适量煎煮，去渣取汁。

【用法】每日1剂，分2次服。

【功效】益气活血。适用于糖尿病属气虚血瘀者。

方3：黄芪丹参山药汤

【配方】黄芪、丹参、山药各30克。

【做法】上药加水适量煎煮，去渣取汁。

【用法】每日1剂，分2次服。

【功效】益气养阴，活血化瘀。适用于Ⅱ型糖尿病属气虚血瘀者。

方4：参芪红花汤

【配方】党参、黄芪、生地黄、生石膏（先煎）、丹参各30克，桃仁、红花各6克，苍术15克，知母20克，当归12克。

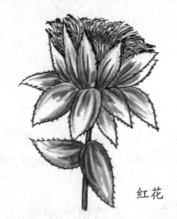

红花

【做法】上药加水适量煎煮，连煎2次，将2次药汁合并。

【用法】每日1剂，分2次服。

【功效】益气清热，活血化瘀。适用于Ⅱ型糖尿病。

方5：逐瘀降糖方

【配方】当归、赤芍、泽兰、五倍子、鸡内金、川芎各12克，苍术、白术各10克，莲子肉、丹参各15克，红花、枳壳各9克，山药30克。

【做法】上药加水适量煎煮，连煎2次，将2次药汁合并。

【用法】每日1剂，分2次服。

【功效】活血化瘀，健脾除滞。适用于糖尿病属血瘀型，症见"三

多"不突出，尿糖、血糖增高，形体消瘦，乏力，肌若鱼鳞，头晕头痛，舌暗有瘀斑，脉沉涩。

方6：通瘀Ⅱ号片

【配方】黄芪、桃仁、何首乌、葛根、海藻各15克，水蛭1条。

【做法】上药加水适量煎煮，去渣取汁。

【用法】每日1剂，分2次服。

【功效】益气，活血，化瘀。适用于Ⅱ型糖尿病属气虚血瘀者，症见神疲乏力，自汗，四肢麻木疼痛，舌体胖，边有齿痕，舌质紫暗或有瘀斑或瘀点，舌底静脉曲张。

方7：活血化瘀汤

【配方】当归15克，丹参20克，川芎、制乳香、制没药、灵脂、香附各10克，肉桂、炮姜各5克。

【做法】上药加水适量煎煮，连煎2次，将2次药汁合并。

【用法】每日1剂，分2次服，每次200毫升温服。

【功效】活血化瘀，理气止痛。适用于糖尿病属气虚血瘀型。

方8：活血降糖方

【配方】黄芪、玄参、益母草、

丹参各30克，山药、苍术、葛根、生地黄、熟地黄各15克，当归、赤芍、川芎、木香各10克。

【做法】上药加水适量煎煮，连煎2次，将2次药汁合并。

【用法】每日1剂，分2次服。

【功效】益气养阴，活血通络。主治气阴两伤、血瘀于络型糖尿病。

方9：泽兰天花粉汤

【配方】泽兰15克，当归、赤芍、川芎、黄连各10克，鬼箭羽、黄芪各30克，生地黄、天花粉、桃仁各20克，红花6克。

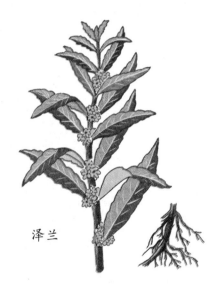

泽兰

【做法】上药加水适量煎煮，连煎2次，将2次药汁合并。

【用法】每日1剂，分2次服。

【功效】活血化瘀，益气生津。适用于Ⅱ型糖尿病属瘀血内停者。

方10：活血降糖汤

【配方】当归、丹参、山药各30克，赤芍、川芎、泽兰、五倍子、生鸡内金各10克，苍术、白术、莲子肉各12克，红花、枳实各6克。

【做法】上药加水适量煎煮，连煎2次，将2次药汁合并。

【用法】每日1剂，分2次服。

【功效】活血化瘀，健脾除滞。适用于糖尿病属脾虚瘀滞型，症见形体消瘦，乏力，肌肤甲错，或身体微胖，头晕头痛，舌质紫暗红，有瘀斑或瘀点，脉沉涩。

方11：莪棱消渴方

【配方】三棱、莪术各8克，桃仁、牛膝、生黄芪各15克，生龙骨（先煎）、生牡蛎（先煎）、赤丹参各30克，牡丹皮10克。

【做法】上药加水适量煎煮，连煎2次，将2次药汁合并。

【用法】每日1剂，分2次服。

【功效】活血化瘀。适用于糖尿病属气虚瘀血证。

方12：桃红川芎汤

【配方】桃仁10克，红花、赤芍各12克，丹参、鸡血藤、沙枣、石斛各15克，红景天9克，川芎6克。

【做法】上药加水适量煎煮，连煎2次，将2次药汁合并。

【用法】每日1剂，分2次服。

【功效】活血化瘀，益气生津。适用于糖尿病，症见多饮多食，多尿消瘦，头痛头晕，腰酸耳鸣，面黯唇青，四肢麻木，舌质黯红或有瘀点、瘀斑，脉涩。

方13：克糖汤

【配方】黄芪、北沙参各30克，三七6克，牡丹皮9克。

【做法】上药加水适量煎煮，去渣取汁。

【用法】每日1剂，分2次服。

【功效】益气养阴，化瘀。适用于Ⅱ型糖尿病属气阴两虚、血瘀阻滞者。

方14：参芪益母汤

【配方】人参6克，黄芪、益母草各30克。

【做法】上药加水适量煎煮，去渣取汁。

【用法】每日1剂，分2次服。

【功效】益气活血。适用于糖尿病属气虚血瘀者。

肾阴虚型，治宜滋养肝肾

【症状】尿频量多，浑浊如脂膏或尿甜，腰膝酸软无力，头昏耳鸣，多梦遗精，皮肤干燥，全身瘙痒，舌红、少苔，脉细数。

【治法】滋养肝肾，益精补血。

方1：加味地黄汤

【配方】生地黄、熟地黄各15克，山茱萸、茯苓、泽泻、牡丹皮、五味子各10克，砂仁（后下）5克。

【做法】上药加水适量煎煮，连煎2次，将2次药汁合并。

【用法】每日1剂，分2次服。

【功效】滋阴补肾。适用于糖尿病属肾阴亏损型，症见口渴多饮，尿频，腰酸乏力，舌干红，脉沉细数。

方2：养肾滋肝汤

【配方】熟地黄、党参、菟丝子、茯苓、麦冬、黄精各15克，山药30克，山茱萸、续断、五味子、甘草各10克。

【做法】上药加水适量煎煮，连煎2次，将2次药汁合并。

【用法】每日1剂，分2次服。

【功效】养肾滋肝。适用于糖尿

病及并发症属肝肾阴虚者。

方3：杞牡地黄汤

【配方】枸杞子、生牡蛎、熟地黄、山药、黄精各12克，山茱萸、覆盆子各9克，五味子、牡丹皮各6克，茯苓4.5克。

【做法】上药加水适量煎煮，连煎2次，将2次药汁合并。

【用法】每日1剂，分2次服。

【功效】补肾益精，固摄下元。适用于糖尿病属肾虚精亏、固摄无权者。

方4：黄芪地黄汤

【配方】黄柏、牡丹皮、五味子各10克，知母、泽泻、茯苓、玄参、麦冬、天花粉各12克，生地黄20克，山药、黄芪各30克。

【做法】上药加水适量煎煮，连

煎2次，将2次药汁合并。

【用法】每日1剂，分2次服。

【功效】滋肾泻火。适用于糖尿病属肾阴亏虚者。

方5：滋肾降糖汤

【配方】黄芪30克，山萸肉、枸杞子、桃仁各12克，生地黄20克，黄连、大黄各6克，肉苁蓉、黄精各15克，玉米须10克。

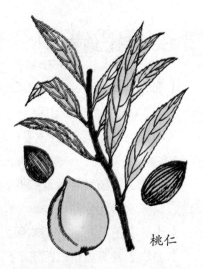

桃仁

【做法】上药加水适量煎煮，连煎2次，将2次药汁合并。

【用法】每日1剂，分2次服。

【功效】滋肾固本，养阴活血。适用于Ⅱ型糖尿病。

方6：菠菜根山药汤

【配方】鲜菠菜根、鲜山药各90克。

【做法】将上2味洗净切碎，加水适量煎煮，去渣取汁。

【用法】每日1剂，代茶饮。

【功效】滋阴润燥，养肝补肾。适用于糖尿病属肝肾阴虚者。

方7：滋肝益肾汤

【配方】熟地黄、山茱萸、山药、枸杞子、女贞子、地骨皮各15克，五味子、知母、玉竹各10克，牡蛎（先煎）、葛根、丹参各30克。

【做法】上药加水适量煎煮，连煎2次，将2次药汁合并。

【用法】每日1剂，分2次服。

【功效】滋补肝肾。适用于糖尿病属肝肾不足者，症见咽干口燥，五心烦热，消瘦便干，眼干涩，视力减退，头晕腰酸，不耐劳作，舌红少苔，脉细。

方8：洋参虫草鸡

【配方】乌鸡1只，枸杞子、冬虫夏草、西洋参、天花粉、天冬、麦冬各10克，葱段、姜、精盐、味精各适量。

【做法】将乌鸡宰杀去毛洗净，去头爪及内脏；与冬虫夏草、西洋参、天冬、麦冬、枸杞子、天花粉及调味品同入蒸锅中，加入清汤少许蒸2~3小时即可。

【用法】吃肉喝汤。

【功效】滋补肝肾，益气养阴，生津止渴。适用于糖尿病属肝肾两虚者。

方9：黑豆桑葚汤

【配方】黑豆、桑葚各30克。

【做法】上药洗净后入锅内水煮1小时即可。

【用法】每日1剂，温热食。

【功效】滋补肝肾。适用于肝肾亏虚型糖尿病。

方10：新加六味汤

【配方】生地黄、山茱萸、茯苓、泽泻、葛根各15克，山药、牡丹皮、麦冬、乌药、益智仁、桑枝各12克，天花粉、五味子各10克，乌梅7枚。

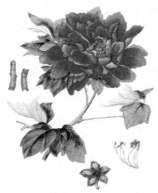

牡丹皮

【做法】上药加水适量煎煮，连煎2次，将2次药汁合并。

【用法】每日1剂，分2次服。

【功效】滋阴，生津，固肾。适用于糖尿病及其并发症属阴虚型。

方11：益阴降糖散

【配方】天冬、生地黄、熟地黄、天花粉、黄芪、玄参、枸杞子各30克，五味子、知母、丹参、山楂各10克。

【做法】上药共研细末，过80目筛。

【用法】每次6克，每日3次，用山药12克煎汤送服，30日为1个疗程。

【功效】益气养阴，活血养肾。适用于糖尿病属肾阴虚者，症见口渴尿频，尿如米泔，形体消瘦，兼见潮热盗汗，头昏健忘，舌质红绛，少苔或苔薄白，脉细或沉细数。

方12：地黄茯苓汤

【配方】熟地黄、茯苓、天花粉、山茱萸、北沙参各15克，山药、石斛各20克，泽泻、麦冬、怀牛膝各10克。

【做法】上药加水适量煎煮，连煎2次，将2次药汁合并。

【用法】每日1剂，分2次服。

【功效】滋阴补肾。适用于糖尿病，症见神疲乏力，两颧潮红，头晕耳鸣，口咽干燥，渴欲冷饮，多食易饥，腰膝酸软，舌红绛少津，兼有裂纹，脉沉细数。

方13：降糖饮Ⅳ号

【配方】熟地黄、何首乌、枸杞子、白术、菊花、山茱萸各15克，天花粉、葛根各30克，黄连10克，黄芪、山药、黄精、太子参各45克。

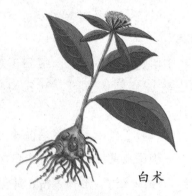

白术

【做法】上药加水适量煎煮，连煎2次，将2次药汁合并。

【用法】每日1剂，分2次服。

【功效】滋养肝肾，健脾益气。适用于糖尿病属肝肾阴虚兼脾虚型。

方14：滋阴消渴饮

【配方】黄芪、太子参、玄参、山药、葛根各20克，麦冬、天花粉各15克，泽泻、牛蒡子、三七各10克，丹参30克。

【做法】上药加水适量煎煮，连煎2次，将2次药汁合并。

【用法】每日1剂，30日为1个疗程。连服3~4个疗程。

【加减】口干甚者，加知母15克、生地黄20克；热象明显者，加石膏30克，地骨皮15克；夜尿多者，加山茱萸12克，桑螵蛸10克。

【功效】滋阴益肾。适用于Ⅱ型糖尿病。

方15：双补消渴饮

【配方】人参、麦冬、枸杞子各20克，山药40克，制附子（先煎）10克，黄芪30克，五味子15克。

【做法】上药加水适量煎煮，连煎2次，将2次药汁合并。

【用法】每日1剂，分2次服。

【功效】滋补肝肾，阴阳并补。适用于糖尿病属阴阳两虚阴偏虚型，症见消瘦明显，气短乏力，溲频便干，手足欠温，舌淡有齿痕，苔白而干，脉沉迟而细。

方16：鳖鱼滋肾汤

【配方】鳖鱼1只（500克左右），枸杞子30克，熟地黄15克。

【做法】将鳖鱼切块，加枸杞子、熟地黄、料酒和清水适量，先用大火烧开后改用小火煨炖至肉熟透即可。

【用法】可佐餐食用或单食。

【功效】滋补肝肾，滋阴养血。适用于肝肾阴虚型糖尿病。

方17：滋肾蓉精丸

【配方】黄精20克，肉苁蓉、制何首乌、金樱子、山药各15克，赤芍、山楂、五味子、佛手片各10克。

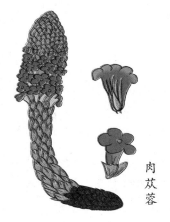

肉苁蓉

【做法】将上药共研细末，水泛为丸。

【用法】每日3次，每次6克，温开水送服。

【功效】滋肾固本，补益肝肾，活血通络，标本同治。适用于肾虚型糖尿病，症见多饮，多食，消瘦或虚胖，头晕眼花，耳鸣耳聋，腰膝酸软，疲乏健忘，阳痿遗精，手足心热，舌红少苔或舌淡苔白，脉沉细无力。

方18：熟地杞子汤

【配方】熟地黄15克，枸杞子、天冬各12克，五味子、太子参各10克。

【做法】上药加水适量煎煮，连煎2次，将2次药汁合并。

【用法】每日1剂，分2次服。

【功效】滋补肝肾，生津止渴。适用于糖尿病属肝肾两虚者。

方19：山药天花粉汤

【配方】山药、天花粉各30克。

【做法】山药、天花粉同煎汤。

【用法】每日分2次服完。

【功效】滋补肝肾，生津止渴。适用于糖尿病属肝肾阴虚型。

方20：女贞子萸肉汤

【配方】女贞子、枸杞子各15克，山茱萸30克，甜菊叶3克。

【做法】上药加水适量煎煮，去渣取汁。

【用法】每日1剂，代茶饮。

【功效】滋补肝肾，生津止渴。适用于糖尿病属肝肾两虚者。

阴阳两亏型，治宜温阳滋阴补肾

【症状】小便频数，浑浊如膏，甚则饮一溲一，手足心热，咽干舌燥，面容憔悴，耳轮干燥，面色黧黑，腰膝酸软乏力，四肢欠温，畏寒怕冷，甚则阳痿，舌淡苔白而干，脉沉细无力。

【治法】温阳、滋阴、补肾。

方1：加味肾气汤（丸）

【配方】熟附子（先煎）9克，肉桂5克，生地黄、山茱萸、丹参各15克，山药、生龙骨（先煎）各30克，牡丹皮10克，黄芪20克，茯苓、泽泻、五倍子各12克。

【做法】上药加水适量煎煮，连煎2次，将2次药汁合并。

【用法】每日1剂，分2次服。

【功效】滋肾壮阳，益气活血。适用于Ⅱ型糖尿病属肾气阴虚者，症见头晕乏力，四肢倦怠，心悸气短，自汗盗汗，舌质紫暗，舌体有瘀斑、瘀点，肢体麻木或疼痛，脉细涩。

方2：蛤蜊韭菜汤

【配方】蛤蜊肉350克，韭菜250克，植物油、黄酒、姜丝、味精各适量。

【做法】蛤蜊肉洗净切成片，

加水400毫升，烧开后，下植物油、黄酒和姜丝，炖至酥烂时，再将韭菜洗净切段放入，菜熟即可，下味精调匀。

【用法】分1～2次趁热服用。

【功效】温补肾阳，滋阴润燥。适用于阴阳两虚型糖尿病。

方3：猪胰海参鸡蛋方

【配方】猪胰、海参、鸡蛋各1个。

【做法】上料洗净，共煮至熟，调味即可。

【用法】蘸酱油吃肉饮汤，隔日1剂。

【功效】阴阳俱补。适用于糖尿病属阴阳两虚者。

方4：羊骨汤

【配方】羊骨1具，生地黄、白

术各150克，桂心24克，麦冬、人参、芍药、生姜、甘草各9克，茯苓12克，厚朴、阿胶、桑白皮各3克，大枣20枚，饴糖30克。

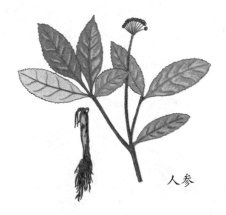

人参

【做法】以水5000毫升，煮羊骨，取3000毫升汁，去骨；以汤煮药，取800毫升；汤成下阿胶、饴糖令烊。

【用法】清晨、午后各服200毫升。

【功效】滋阴补阳，补虚强身。适用于糖尿病属阴阳两虚者，症见口渴多饮，消瘦无力，腰膝酸软，小便频数浑浊。

方5：桑螵蛸散

【配方】桑螵蛸60克。

【做法】将桑螵蛸研粉末。

【用法】每日3次，每次取6克，开水冲服。

【功效】补肾止溺。适用于糖尿病尿多、口渴者。

方6：补骨脂地黄汤

【配方】补骨脂、熟地黄、炙黄芪各15克，小茴香（盐炒）6克。

【做法】上药加水适量煎煮，去渣取汁。

【用法】每日1剂，分2次服。

【功效】益气补肾。适用于糖尿病属阴阳亏虚者。

方7：补宗方

【配方】西洋参、鹿角胶、龟板胶各10克，海龙1对，砂仁、沉香各3克。

【做法】上药共研细末备用。

【用法】每日3次，每次3克，白开水冲服。

【功效】滋阴壮阳。适用于糖尿病属阴阳气伤、宗筋失养者。

方8：玄参肉桂汤

【配方】玄参30克，肉桂3克，山茱萸5克，麦冬9克。

【做法】上药加水适量煎煮，连煎2次，将2次药汁合并。

【用法】每日1剂，分2次服。

【功效】滋阴温阳。适用于糖尿病阴阳两亏所致多饮多溺、口吐清涎者。

方9：猪胰海参汤

【配方】海参3只，猪胰1个，鸡蛋1枚，地肤子、向日葵秆芯各10克，精盐适量。

【做法】海参泡发，去内脏洗净切块，猪胰切片；鸡蛋打入盘中，打匀放入精盐，调入海参和猪胰，上屉蒸熟，出锅后倒入砂锅中，加水煎煮，煮沸后，将用纱布包好的地肤子和向日葵秆芯放入锅内同煮40分钟即可。

【用法】可作辅食或点心食用。

【功效】补肾益精，除虚热。适用于糖尿病属阴阳两亏型。

方10：温阳育阴方

【配方】黄芪30克，熟地黄、山茱萸、黄精、菟丝子、枸杞子、太子参各15克，五味子、鹿角霜、巴戟天、茯苓、熟附子（先煎）各10克，山药20克，肉桂5克。

【做法】上药加水适量煎煮，连煎2次，将2次药汁合并。

【用法】每日1剂，分2次服。

【功效】温阳育阴。适用于糖尿病及其并发症属阴阳两虚者，症见形体消瘦，口干而渴，易醒梦多，食少乏味，腰膝酸软，形寒畏冷，尿多而浊，水肿便溏，舌嫩红少苔，脉沉无力。

方11：养阴温肾汤

【配方】枸杞子、山茱萸各15克，生地黄、熟地黄各30克，西洋参、女贞子、菟丝子、石斛、淫羊藿、牡丹皮、山药、当归、制何首乌、肉桂各10克。

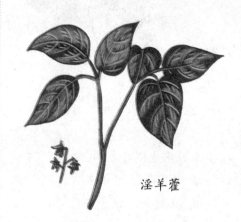

淫羊藿

【做法】上药加水适量煎煮，连煎2次，将2次药汁合并。

【用法】每日1剂，分2次服。

【功效】养阴生津，温阳补肾。适用于糖尿病及其并发症属肾之阴阳不足者。

方12：降糖Ⅲ号

【配方】怀牛膝、淫羊藿、菟丝子、女贞子、川芎、川牛膝、生晒参、肉桂、何首乌、水蛭、山茱萸各15克。

【做法】上药加水适量煎煮，连煎2次，将2次药汁合并。

【用法】每日1剂，分2次服。

【功效】温阳益阴，补肾活血。

适用于糖尿病属阴阳两虚者，症见形寒畏冷，面色无华，耳鸣腰酸，四肢欠温，大便溏薄，小便清长，阳痿早泄，舌胖淡有瘀斑，脉沉细或细数无力。

方13：附子肉桂汤

【配方】熟附子（先煎）、肉桂、黄连各6克，炙甘草、木瓜各10克，肉苁蓉、枸杞子、淫羊藿、金樱子、覆盆子、桑螵蛸、山茱萸、乌梅各15克，葛根24克，天花粉30克。

【做法】上药加水适量煎煮，连煎2次，将2次药汁合并。

【用法】每日1剂，分2次服。

【功效】滋养肾阳，滋阴生津。适用于糖尿病属肾气虚证。

方14：温肾化瘀汤

【配方】淫羊藿、巴戟天、补骨脂、枸杞子、赤芍各15克，菟丝子、五味子各12克，覆盆子、桑螵蛸、桃仁、鬼箭羽各10克，生地黄、山药、山茱萸各20克。

【做法】上药加水适量煎煮，连煎2次，将2次药汁合并。

【用法】每日1剂，分2次服。

【功效】补骨固肾，阴阳双调。适用于糖尿病，症见口渴多饮，多食善饥，尿频量多，形体消瘦，常伴有

眩晕、肺痨、胸痹、中风、雀目、疮疡等。

方15：川楝茴香散

【配方】川楝子、小茴香（炒）各等份。

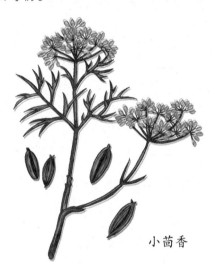

小茴香

【做法】上药共研细末备用。

【用法】每次9克，饭前温开水送服。

【功效】温肾疏肝，行气开胃。适用于糖尿病时时饮水、小便如膏浊者。

方16：益阳养阴汤

【来源】淫羊藿、仙茅、菟丝子、五味子各16克，黄精、熟地黄、山药各30克，泽泻、茯苓各15克，制附子（先煎）、肉桂各6克。

【做法】上药加水适量煎煮，连

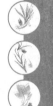

煎2次，将2次药汁合并。

【用法】每日1剂，分2次服。

【功效】益阳养阴。适用于糖尿病属阴阳虚衰者，症见形寒肢冷、双下肢水肿，多伴有并发症。

方17：鲜奶玉露

【配方】牛奶1000毫升，炸胡桃仁40克，生胡桃仁20克，粳米50克。

【做法】粳米淘净，用水浸泡1小时，捞起沥干水分，将四物放在一起搅拌均匀，用小石磨磨细，再用细筛滤出细蓉备用；锅内加水煮沸，将牛奶、胡桃蓉慢慢倒入锅内，边倒边搅拌，稍沸即成。

【用法】早晚服食，连服3~4周。

【功效】补脾益肾，温阳滋阴。适用于糖尿病属阴阳两亏型。

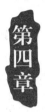

第四章

糖尿病并发症，偏方
帮您解烦忧

糖尿病的病程较长，该病患者的病情常常日久不愈，最终会因气阴两伤而合并出现其他病变。糖尿病并发症会引发血管、神经、视网膜、心脏、肾、足部等多种病变，是致残、致死的"隐形杀手"。据世界卫生组织统计，因糖尿病而导致的失明较一般人多10~23倍，糖尿病性坏疽与截肢也较一般人多20倍，糖尿病患者发生冠心病及中风较一般人多2~3倍，糖尿病引起的肾功能衰竭较一般人多17倍。对此，必须早防早治，防微杜渐。

糖尿病性肾病防治方

中医学认为，糖尿病日久不愈，阴虚热结进一步发展，则形成气阴两虚、热结血瘀证，临床表现为肾气虚、肾精不固、精微下流、气化受阻、水湿内停等，故可出现蛋白尿、水肿，如果病情再进一步发展，则由气阴两虚发展为气血阴阳两俱虚，水湿、浊毒内留，三焦闭塞，五脏受累，气机逆乱，肾功能衰退，可出现尿少、胀满、呕逆不食、二便不畅等危症。因此，糖尿病患者应保护好肾脏。

方1：益脾温肾汤

【配方】制附子5克，炮姜10克，山药20克，白术、茯苓、芡实、五味子、黄芪、扁豆、赤小豆各15克。

【做法】上药加水适量煎煮，连煎2次，将2次药汁合并。

【用法】每日1剂，分2次服。

【功效】温阳健脾，利水消肿，益气固摄。适用于糖尿病属脾肾阳虚型，症见面浮身肿，胃寒肢冷，头晕目眩，少气懒言，胸闷腰酸，腹胀食少，肠鸣便溏，口干不渴，溲清而长，舌淡胖，脉沉细。

方2：右归丸

【配方】熟地黄24克，枸杞子

（微炒）、鹿角胶（炒珠）、菟丝子（制）、杜仲（姜汤炒）、山药（炒）各12克，当归（便溏勿用）、山茱萸（微炒）各9克，制附子、肉桂各6克。

【做法】上为细末，先将熟地黄蒸烂杵膏为丸，如弹子大。

【用法】每服2～3丸，以粳米汤送下。

【功效】温补肾阳，益精填髓。适用于糖尿病性肾病属肾阳虚者，症见神疲气怯，畏寒肢冷，阳痿遗精，不能生育，腰膝酸软，小便自遗，肢节痹痛，周身水肿，脉迟沉。

方3：糖肾消

【配方】冬虫夏草1.5克，山茱

萸、桃仁各15克，山药、菟丝子、桑螵蛸各20克，牡蛎、益母草、丹参各30克。

【做法】冬虫夏草冲服，其他药加水适量煎煮，连煎2次，将2次药汁合并。

【用法】每日1剂，分2次服。

【功效】补肾固涩，活血化瘀。适用于Ⅱ型糖尿病早期肾病。

方4：育阴补阳汤

【配方】熟地黄、黄芪、山药、茯苓、苍术、玄参、补骨脂、山茱萸、肉苁蓉各15克，人参、制附子各10克，鸡内金20克，丹参30克。

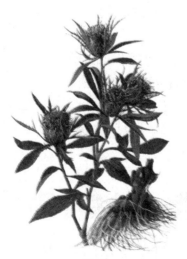

附子

【做法】上药加水适量煎煮，连煎2次，将2次药汁合并。

【用法】每日1剂，早、中、晚温服之。

【加减】头昏痛加草决明、红花各15克；心悸怔忡加桂枝、远志各15克；视物模糊加菊花、青葙子、决明子各15克。

【功效】育阴温阳，补益元气。适用于糖尿病性肾病属阴阳两虚型。

方5：糖肾益泰汤

【配方】黄芪、山药、丹参、天花粉各30克，地骨皮、生地黄、玄参、茯苓、猪苓各20克，当归、苍术各15克，川芎、葛根各12克，淫羊藿、补骨脂、制首乌、枸杞子各10～30克。

【做法】上药加水适量煎煮，连煎2次，将2次药汁合并。

【用法】每日1剂，连服7日为1个疗程。

【功效】补肾健脾，活血祛湿。适用于糖尿病性肾病属脾肾两虚者。

方6：芪蝉地黄汤

【配方】黄芪、白茅根各30克，蝉蜕、熟地黄、茯苓、益母草各15克，山茱萸、地龙各10克。

【做法】上药加水适量煎煮，连煎2次，将2次药汁合并。

【用法】每日1剂，分2次服。

【功效】益气滋肾，利水消肿，活血化瘀。适用于糖尿病性肾病，症见体重下降，神疲乏力，腰酸膝软，食欲减退，眼睑、双下肢水肿，口干舌燥，舌黯淡，苔薄白，脉沉无力。

方7：西瓜皮茅根汁

【配方】西瓜皮60克，白茅根30克。

【做法】先将西瓜皮、白茅根洗净后放入砂锅中，加水适量，煮20分钟，取出汁液。

【用法】每日1剂，分2～3次代茶饮用。

【功效】清热解暑，利水消肿。适用于治疗糖尿病合并肾炎、水肿等病症。中医辨证属于湿热困脾者，症见双下肢水肿、面部水肿等。

方8：砂仁甘草鲫鱼

【配方】砂仁6克，甘草5克，鲫鱼1条。

【做法】先将鲫鱼去鳞、鳃，内脏，洗干净。然后把砂仁、甘草末用凉水冲淋后，放入鱼肚内，用线扎好。再将鱼放入碗内，再放入锅里，置于火上蒸烂。

【用法】每2日1剂，加作料食用。

【功效】利尿消肿。适用于治疗糖尿病并发肾炎水肿。中医辨证属于脾虚湿困者，症见面浮肢肿，形体肥胖，脘腹胀满。

方9：加味玉液汤

【配方】生地黄、生黄芪、麦冬、玄参各15克，葛根20克，天花粉9克，山药、太子参、丹参各30克，淫羊藿10克，五味子、知母、山茱萸、鸡内金各10克。

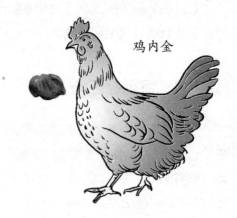

鸡内金

【做法】上药加水适量煎煮，连煎2次，将2次药汁合并。

【用法】每日1剂，每日早、中、晚温服3次。

【功效】益气养阴，补肾活血。适用于糖尿病性肾病早、中期属气阴两虚、肾虚血瘀型。

方10：黑豆炖鲤鱼

【配方】鲤鱼1条（约500克），大枣10枚，黑豆20克。

【做法】将鲤鱼去杂洗净；黑豆放锅中炒至豆壳裂开，洗净；大枣去核，洗净。再将鲤鱼、黑豆、大枣放入炖盅里并加入适量水，盖好，隔水炖3小时即成。

【用法】佐餐食用，量随意。

【功效】补益肝肾，利水消肿。适用于糖尿病并发慢性肾炎的患者。

方11：复方黄芪粥

【配方】黄芪50克，薏苡仁、赤小豆各30克，鸡内金10克，金橘饼2枚，糯米60克。

【做法】将黄芪用水快速冲淋后，放入锅内加水大约800毫升，煎煮45分钟，去渣留药液备用。再将薏苡仁、赤小豆淘洗干净，加水大约600毫升，煎煮30分钟，再加入鸡内金、糯米、黄芪，煮熬成粥。

【用法】每日1剂，分2次服用，食后嚼金橘饼1枚。

【功效】益肾补阳。适用于糖尿病并发慢性肾炎、蛋白尿者，属脾肾阳虚，症见面浮肢肿，口舌干燥，腰膝酸软，尿少便溏。

方12：真武汤

【配方】茯苓、芍药、生姜（切）各9克，白术6克，附子5克（炮）。

【做法】上药以水800毫升，煮取300毫升，去渣取汁。

【用法】每次温服100毫升，日3服。

【加减】若咳者，加五味子、细辛、干姜各3克；若小便利者，去茯苓；若下利者，去芍药，加干姜6克；若呕者，去附子，生姜加至15克。

【功效】温阳利水。适用于糖尿病性肾病属肾阳虚型，症见口渴多饮，神疲乏力，少气懒言，纳呆呕恶，畏寒肢冷，腰膝怕冷，面足水肿，夜尿频多，胸闷脘痞，小便量少，脉细。

方13：利水消肿方

【配方】马鞭草、萱草根各30克，乌桕叶60克，生姜10片，葱白8根。

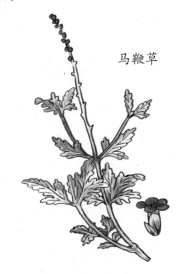

马鞭草

【做法】先将马鞭草、萱草根、乌桕叶清洗干净晾干。将葱白去须，洗净切碎；再把姜片剁成姜糜。然后将以上中药和姜、葱捣烂如泥状，调和均匀，分作两饼。

【用法】每次取药饼贴敷于脐孔。

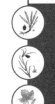

每次约30分钟，每日换药2次。

【功效】利水消肿。适用于糖尿病性肾病属脾肾亏虚、水湿泛滥型，症见四肢无力，脘腹发胀，舌淡胖嫩，脉细濡。

方14：补肾活血汤

【配方】生地黄、枸杞子、太子参、葛根、赤芍各15克，天花粉、丹参、玄参各30克，山茱萸10克。

【做法】上药加水适量煎煮，连煎2次，将2次药汁合并。

【用法】每日1剂，分2次服。

【功效】补肾活血。适用于糖尿病早期肾病。

方15：脾肾双补丸

【配方】人参（去芦）、莲子肉（去心，每粒分作八小块，炒黄）、山茱萸（拣鲜红肉厚者，去核，烘干）、山药（炒黄）、补骨脂（圆而黑色者佳，盐水拌炒，研末）各15克，菟丝子（如法研细末）、五味子（蜜蒸，烘干）各30克，车前子（米泔淘净，炒）、巴戟天（甘草汁煮，去骨）各12克，肉豆蔻10克，橘红、砂仁（炒，最后入）各6克。

【做法】上药共研细末，炼蜜和丸，如绿豆大。

【用法】每次1丸，空腹时服之。

【功效】益气健脾，滋阴补肾。适用于脾肾两虚型老年糖尿病性肾病，临床表现以糖尿病性肾病伴有倦怠乏力、腰酸腿软、腹胀便溏为主，舌淡苔白，脉沉细无力。

方16：温肾活血汤

【配方】仙茅、淫羊藿、补骨脂、生地黄、熟地黄、黄芪、山茱肉各10克，猪苓、茯苓、益母草、当归、丹参、葛根、山药各15克。

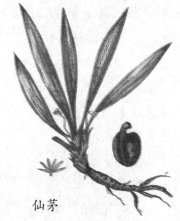

仙茅

【做法】上药加水适量煎煮，连煎2次，将2次药汁合并。

【用法】每日1剂，分2次服。

【功效】温肾益气，健脾活血。适用于中后期糖尿病性肾病属肾阳亏虚兼有血瘀者。

方17：丹芪保肾降糖汤

【配方】丹参、黄芪、太子参、芡实、桑螵蛸、金樱子、石决明（先煎）各30克，生大黄（后下）6克，水蛭（研末冲服）3克，山茱萸、泽泻、川芎各10克，山药、黄精、淫羊藿各15克，茯苓、白术、肉苁蓉各12克。

【做法】上药加水适量煎煮，连煎2次，将2次药汁合并。

【用法】每日1剂，分2次服。

【功效】益气健脾，温肾助阳调阴，活血祛瘀排浊。适用于Ⅱ型糖尿病，属早期糖尿病性肾病。

方18：补肾活血方

【配方】黄芪、丹参各20克，熟地黄、山药、山茱萸各15克，川芎、赤芍、益母草、当归、水蛭、菟丝子各10克。

【做法】上药加水适量煎煮，连煎2次，将2次药汁合并。

【用法】每日1剂，分2次服。

【功效】补肾益气，活血通络。适用于Ⅱ型糖尿病，并符合糖尿病诊断分期标准（早期糖尿病性肾病期）的患者。

方19：糖肾平汤

【配方】太子参、黄芪各20克，山茱萸、生地黄、山药、金樱子、玉米须、川芎各15克，桑螵蛸、茯苓、鬼箭羽各12克，僵蚕10克，水蛭4克。

【做法】上药加水适量煎煮，连煎2次，将2次药汁合并。

【用法】每日1剂，分2次服。

【功效】滋补肝肾，健脾益气，活血通络。适用于早期糖尿病性肾病期，症见口感欲饮，多食善饥，口干舌燥，伴有神疲乏力，头晕倦怠，腰膝酸软，或兼视物模糊，肢体麻痛，舌质红或暗红，脉沉细或细弦。

方20：三黄茅益汤

【配方】黄芪、生地黄、黄精、白茅根各30克，太子参30克，赤芍15克，丹参20克。

【做法】上药加水适量煎煮，连煎2次，将2次药汁合并。

【用法】每日1剂，分2次服。

【加减】气阴两虚者加党参、葛根各15克；兼血瘀者加桃仁、红花各10克。

【功效】方中黄芪、太子参益气，生地黄、黄精养阴，丹参、赤芍等活血，全方补而不滞，祛瘀而不伤正，使气复津生，瘀去血活，标本兼治而获良效。适用于早期糖尿病性肾病。

方21：糖肾益汤

【配方】黄芪30克，桃仁、泽泻

各12克，生大黄、桑螵蛸、山药各10克，生地黄、女贞子、淫羊藿、丹参各15克。

【做法】上药加水适量煎煮，连煎2次，将2次药汁合并。

【用法】每日1剂，分2次服。

【加减】阴虚甚者加熟地黄15克，山茱萸10克；阳虚明显者加菟丝子15克，肉桂5克；水肿明显、尿少者加车前子15克，益母草30克，

伴眼底病变者加枸杞子15克，菊花9克；伴神经病变者加鸡血藤20克，地龙12克。

【功效】益气养阴，补肾活血。适用于糖尿病性肾病属气虚血瘀、肾阳亏损者，症见腰膝酸软，胃寒肢冷，口渴喜温饮，尿频尿多，神疲乏力，肢麻肢痛，下肢水肿，舌质暗淡或见瘀点，脉细涩。

糖尿病性心脏病防治方

糖尿病性心脏病是糖尿病患者致死的主要原因之一，尤其是在Ⅱ型糖尿病患者中。中医学认为，糖尿病久治不愈，邪热伤阴，气亦暗耗，气血两伤，气虚不能推动血液运行，即成气虚血瘀，心脉瘀阻，则可表现为胸痹心痛。更因糖尿病患者久治不愈，情绪抑郁，肝郁气滞，气滞又可生痰湿，并加重血瘀，所以最终可致气滞瘀阻、痰瘀互结之症候。气阴不足，心神失养，心主不宁，则表现为心悸怔忡；气阴不足，心气虚衰，以至于心阳虚衰，又可出现水气不化、饮邪内停的症候，表现为心悸、气喘、咳逆倚息不能卧，面目、肢体水肿等危急症候。以下偏方，糖尿病性心脏病患者可在医师指导下对症应用。

方1：黑豆柏子仁汤

【配方】黑豆60克，柏子仁30克，枣仁15克。

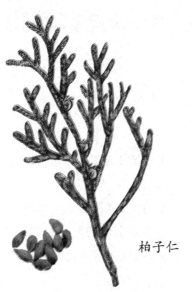

柏子仁

【做法】将黑豆、柏子仁洗净，与枣仁一起放入锅中，加水适量，煮至黑豆熟烂即成。

【用法】每日早、晚餐食用。

【功效】滋阴补肾，宁心安神，润肠通便。适用于糖尿病并发心脏病患者。

方2：山楂二花茶

【配方】山楂、金银花各30克，菊花25克。

【做法】先将山楂、金银花、菊花择洗干净后晾干。再将以上3味中药放入茶杯中，用沸水冲泡，加盖闷10分钟即可饮用。

【用法】每日1剂，放入茶杯中，用沸水冲泡5～10分钟后饮用，每日2～3次。

【功效】清热消食，健脾化浊。适用于糖尿病并发冠心病，属中医辨证脾虚瘀浊，症见心悸胸闷，口渴口干，胃脘不适。

方3：参芪失笑散

【配方】黄芪30克，党参、生蒲黄（包煎）、五灵脂（包煎）各15克。

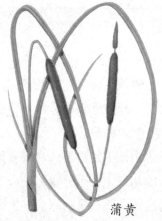

蒲黄

【做法】上药加水适量煎煮，连煎2次，将2次药汁合并。

【用法】每日1剂，分2次服。

【功效】益气活血。适用于糖尿病性冠心病。

方4：麦枣糯米粥

【配方】小麦200克，糯米100克，大枣30枚。

【做法】先将小麦、大枣、糯米分别洗净，一起放入锅中，加水适量，先用大火烧沸，再转用小火煮成稀粥。

【用法】每日早、晚餐食用。

【功效】养心安神，除烦止渴。适用于糖尿病并发心脏病患者。

方5：参麦草苓汤

【配方】西洋参、麦冬、大枣、甘草各9克，茯苓15克。

【做法】上药加水适量煎煮（西洋参另煎），连煎2次，将2次药汁合并。

【用法】每日1剂，分2次服。

【功效】益气养阴。适用于糖尿病性冠心病。

方6：温阳化浊通络汤

【配方】茯苓20克，桂枝、附片、半夏、厚朴、蔻仁、杏仁各10克，知母15克，白术、薏苡仁各30克。

【做法】上药加水适量煎煮，连煎2次，将2次药汁合并。

【用法】每日1剂，分2次服。

【功效】温阳散寒，化浊通络。适用于气血瘀阻型糖尿病。

方7：益心汤

【配方】党参、黄芪、丹参各15克，葛根、川芎、赤芍各9克，山楂、决明子各30克，石菖蒲5克，降香3克。

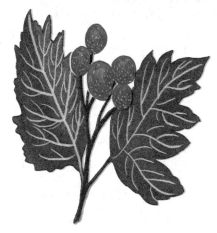

山楂

【做法】上药加水适量煎煮，连煎2次，将2次药汁合并。

【用法】每日1剂，分2次服。

【功效】化瘀宽心，益气养心，活血止痛。适用于糖尿病性心脏病。

方8：冠心汤

【配方】丹参30克，赤芍、川芎、红花、瓜蒌、薤白、鸡血藤各15克，枳壳、三棱各10克，延胡索5克。

【做法】上药加水适量煎煮，连煎2次，将2次药汁合并。

【用法】每日1剂，早、中、晚各服1次。

【功效】活血化瘀。适用于糖尿病性心脏病。

方9：复元活血汤

【配方】柴胡、桃仁各15克，天花粉、当归各9克，红花、甘草、炮穿山甲各6克，大黄（酒浸）30克。

【做法】上药加水适量煎煮，连煎2次，将2次药汁合并。

【用法】每日1剂，分2次服。

【加减】胸闷甚伴短气者加葛根、郁金；食滞纳呆者加山楂；体虚倦怠乏力者加生黄芪、山药、黄精；少寐多梦者加茯神、枣仁、珍珠母；心悸甚下肢肿者加茯苓、地龙、生姜；汗出肢冷者加制附子、桂枝、人参。

【功效】养血活血，疏肝理气。适用于糖尿病性心脏病。

方10：柴胡桂姜汤加味

【配方】柴胡25克，桂枝、干姜、五味子、炙甘草、牡蛎各6克，黄芪15克，花粉12克。

【做法】上药加水适量煎煮，连煎2次，将2次药汁合并。

【用法】每日1剂，分2次服。

【功效】补气，活血，通络。适用于心血管瘀阻。

方11：归脾汤

【配方】白术、白茯苓、黄芪（炒）、远志、桂圆肉、酸枣仁（炒）、人参各9克，木香6克，炙甘草5克，生姜3片、大枣5枚。

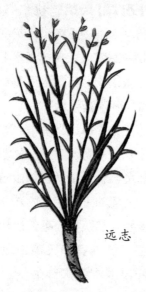

远志

【做法】将以上诸味加水适量煎煮，连煎2次，将2次药汁合并。

【用法】每日1剂，分2次服。

【功效】益气补血，健脾养心。适用于糖尿病性心脏病属心脾两虚型，症见糖尿病兼心悸怔忡，健忘失眠，盗汗，体倦食少，肢体麻木，面色萎黄，舌淡，苔薄白，脉细弱。

方12：三七肉桂当归煎

【配方】三七粉3克，肉桂粉1.5克，当归30克。

【做法】上药加水适量煎煮，连煎2次，将2次药汁合并。

【用法】每日1剂，分2次服。

【功效】温阳活血，通络止痛。适用于血脉凝滞。

方13：天王补心丹

【配方】人参、茯苓、玄参、丹参、桔梗、远志各15克，当归、五味子、麦冬、天冬、柏子仁、酸枣仁（炒）各30克，生地黄120克。

【做法】上为末，炼蜜为丸，如梧桐子大，用朱砂为衣。

【用法】每服6～9克，或改为汤剂，用量按原方比例酌减。

【功效】滋阴养血，补心安神。适用于糖尿病合并心脏病属阴虚血少有热者，症见糖尿病兼心悸怔忡，虚烦失眠，神疲健忘，或梦遗，手足心热，口舌生疮，大便干结，舌红少苔，脉细数。

方14：苍玄山黄汤

【配方】苍术、玄参、山药各10克，黄芪30克，丹参15克，葛根9克。

【做法】上药加水适量煎煮，连煎2次，将2次药汁合并。

【用法】每日1剂，分2次服。

【功效】益气养阴，活血化瘀。

适用于糖尿病合并冠心病，症见糖尿病兼眩晕，心痛彻背，痛自肩背两侧循至指端，汗出润发，呼吸不畅，舌暗少津，苔黄，脉弦滑。

方15：降糖益心饮

【配方】生黄芪、丹参、麦冬各30克，黄精、当归、葛根各15克，人参、五味子、酸枣仁各10克，茯苓20克，石菖蒲9克。

【做法】上药加水适量煎煮，连煎2次，将2次药汁合并。

【用法】每日1剂，分2次服。

【功效】益气活血，养心安神。适用于糖尿病合并冠心病，症见口渴引饮，多食易饥，体重下降，尿频量多，烦躁不寐，大便干结，舌红或红绛而暗，或有瘀点、瘀斑，苔少而干，脉细数等。

方16：参七桃红汤

【配方】三七8克，党参、黄芪、丹参、沙参各15克，麦冬、浙贝母、天花粉、玉米须、怀山药、枳壳、杏仁各10克，桃仁、红花各5克。

【做法】上药加水适量煎煮，连煎2次，将2次药汁合并。

【用法】每日1剂，分2次服。

【功效】益气养阴，化痰祛瘀。适用于糖尿病性冠心病、心绞痛。

方17：化瘀养心汤

【配方】党参（或人参）、麦冬各30克，黄芪、丹参、檀香、砂仁、当归、川芎、郁金各15克，茯苓20克，炙甘草、五味子、葛根6克。

【做法】上药加水适量煎煮，连煎2次，将2次药汁合并。

【用法】每日1剂，分2次服。

【功效】活血化瘀，益气养阴。适用于糖尿病性冠心病属气阴两伤型。

方18：益气通脉汤

【配方】西洋参8克，黄芪30克，郁金、丹参各15克，麦冬、五味子、降香各10克。

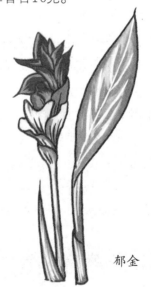

郁金

【做法】上药加水适量煎煮，连煎2次，将2次药汁合并。

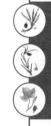

【用法】每日1剂，分2次服。15日为1个疗程。

【加减】胸痛剧者加五灵脂10克，生蒲黄、乳香各6克；脉沉细无力或结代、恶寒者加桂枝、炙甘草各10克；口渴心烦、脉细数或舌干红少苔者加生地黄、天花粉各15克，知母、牡丹皮各10克；头晕目眩者加益母草15克，白蒺藜12克。

【功效】益气养阴，活血化瘀。适用于糖尿病合并冠心病，症见尿多色黄，善饥多食，心前区闷痛，动则加重，两下肢酸软无力，无明显多饮等。

方19：降糖生脉方

【配方】生黄芪、生地黄、熟地黄各30克，北沙参、生山楂各15克，麦冬、五味子各10克，天花粉20克。

【做法】上药加水适量煎煮，连煎2次，将2次药汁合并。

【用法】每日1剂，早、中、晚温服。10剂为1个疗程。

【功效】益气养阴，强心通脉。适用于糖尿病性冠心病、高血压属气阴两虚、心血不足、瘀血阻络者。

方20：黄连调心汤

【配方】黄连15克，西洋参、陈皮、当归各12克，珍珠1克，甘草

6克。

【做法】上药加水适量煎煮（除珍珠外），连煎2次，将2次药汁合并，后珍珠研末冲服。

【用法】每日1剂，分2次服。20日为1个疗程。

【功效】益气养血，清心安神。适用于糖尿病合并冠心病、心律失常，症见糖尿病兼心烦心悸，失眠，潮热盗汗，口干，舌红少津，脉细数。

方21：灵脂地黄汤

【配方】熟地黄、山茱萸、牡丹皮、泽泻、五灵脂（包煎）、蒲黄各9克，怀山药、茯苓各12克，天花粉20克。

【做法】上药加水适量煎煮，连煎2次，将2次药汁合并。

【用法】每日1剂，分2次服。

【加减】口干咽燥者加麦冬、五味子、太子参；心悸者加磁石、龙骨；胸闷者加郁金、檀香；失眠者加琥珀、夜交藤。

【功效】滋肾养阴，活血化瘀，通痹止痛。适用于糖尿病合并冠心病，症见糖尿病兼胸痛，胸闷，心悸，舌红或有瘀斑。

方22：糖尿病胸痹汤

【配方】党参、生地黄、菟丝子

各30克，赤芍、玉竹、天花粉、郁金各20克，马尾连、鸡血藤、红花、泽泻、栀子、乌梅各10克，降香15克。

【做法】上药加水适量煎煮，连煎2次，将2次药汁合并。

【用法】每日1剂，分2次服。

【功效】补中益气，除烦润燥，养血生津。适用于糖尿病合并胸痹。

糖尿病性胃肠病防治方

　　糖尿病性胃肠病是糖尿病常见的慢性并发症之一。在Ⅰ型糖尿病患者早期即有合并胃肠道功能紊乱的趋势，而Ⅱ型糖尿病患者则随着病程的延长，胃肠道症状的发生亦会增高。糖尿病性胃肠病发病率为30%～76%，但出现明显的消化道症状者仅占糖尿病患者的20%～40%。由于以往人们认识不足或受检测方法的限制，大多数患者未得到及时诊治。对糖尿病性胃肠病变的防治，首先应提高患者对这一并发症的认识；另外，还应严格控制血糖水平。在有效控制糖尿病的基础上，对症治疗，缓解症状。

方1：芪葛二术煎

【配方】黄芪30克，葛根20克，白术、苍术各15克，芍药、茯苓、厚朴、木香、泽泻、陈皮各10克，甘草5克，干姜3克。

【做法】上药加水适量煎煮，连煎2次，将2次药汁合并。

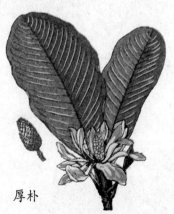

厚朴

【用法】每日1剂，分早晚温服。10日为1个疗程。

【加减】舌红苔少，阴虚症状明显者，去厚朴、干姜，加天冬、麦冬、乌梅；有畏寒肢冷，腹部喜温喜按者，加熟附子、肉桂。

【功效】益气健脾，理气渗湿，升清止泻。适用于糖尿病性腹泻属中虚脾弱、湿浊内滞者。

方2：健胃汤

【配方】人参、砂仁、白豆蔻、厚朴、枳壳、鸡内金各10克，白术、法半夏各12克，陈皮8克，茯苓、苍术各15克，甘草6克。

【做法】上药加水适量煎煮（砂

仁、白豆蔻均后下），连煎2次，将2次药汁合并。

【用法】每日1剂，早晚温服。3周为1个疗程。

【功效】益气健脾，燥湿化痰，理气宽中。适用于糖尿病性胃轻瘫。

方3：健脾和胃汤

【配方】太子参、蒲公英各30克，白术、茯苓、半夏各15克，丹参20克，黄连、砂仁、柴胡、乌药各10克，炙甘草9克。

【做法】上药加水适量煎煮，连煎2次，将2次药汁合并。

【用法】每日1剂，分早晚温服。10日为1个疗程。

【加减】痛甚者加佛手、郁金、延胡索；泛酸者加吴茱萸、乌贼骨、瓦楞子；大便色黑者加三七、蒲黄、阿胶；纳差者加鸡内金、麦芽；阴虚者去半夏加沙参、麦冬、石斛；阳虚者加肉桂、干姜；大便秘结者加火麻仁、瓜蒌仁。

【功效】健脾和胃，理气化积。适用于糖尿病性胃肠病，症见脘腹胀满、食后加剧、厌食、恶心呕吐、嗳气吞酸等。

方4：香砂六君子汤

【配方】党参15克，木香、砂

仁、甘草、枳实各6克，陈皮、白术、茯苓、当归、建曲、麦芽、山楂各12克，半夏、厚朴、柴胡各9克。

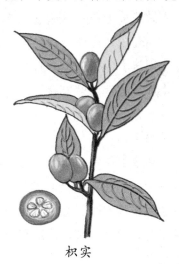

枳实

【做法】上药加水适量煎煮，连煎2次，将2次药汁合并。

【用法】每日1剂，分2次服。

【功效】方中党参、白术、茯苓、木香、陈皮、半夏、砂仁、甘草取香砂六君子汤之意，健脾益气和胃，理气止痛；柴胡气质轻清，能疏解少阳之郁滞；厚朴、枳实理气畅中；当归养血活血；建曲、麦芽、山楂健胃消食，化积调中；甘草调和诸药。上药合用，共成健脾益气、调中和胃之剂，能调节胃肠功能，缓解胃脘痞满、闷胀不舒、嗳气不爽等症状。

方5：升阳益胃汤

【配方】生黄芪30克，人参、半夏、甘草各15克，茯苓、白术、泽泻、柴胡各5克,橘皮6克,白芍、独活、防风各9克,黄连3克,生姜5片,大枣2枚。

【做法】上药加水适量煎煮,连煎2次,将2次药汁合并。

【用法】每日1剂,分2次服。

【加减】气滞明显者加木香、郁金;呕吐较甚者加竹茹;食积者加神曲、鸡内金。

【功效】益气生津,化湿升清。适用于糖尿病性胃轻瘫,症见糖尿病兼进食后胃脘饱胀不适,嗳气频发,疲乏无力,精神倦怠,舌淡苔白,脉细弱无力。

方6: 健脾化浊降逆方

【配方】人参、白术、苍术、莪术、没药、半夏、厚朴、黄连、紫苏叶、甘草各10克,茯苓12克。

【做法】上药加水适量煎煮,连煎2次,将2次药汁合并。

【用法】每日1剂,分2次服。

【功效】健脾益气,燥湿化浊,行气降逆。适用于糖尿病性胃肠病,症见糖尿病兼乏力、纳呆、胃脘胀满、食后饱胀、嗳气、恶心甚则呕吐、舌质暗淡、舌体胖大、苔厚腻等。

方7: 益气消痞汤

【配方】黄芪30克,白术、党

参、枳实、槟榔、鸡内金、黄芩各10克,木香9克,大黄7克,丹参、山药各20克。

【做法】上药加水适量煎煮,连煎2次,将2次药汁合并。

【用法】每日1剂,分2次服。

【功效】益气健脾,理气和胃,消胀除满。适用于糖尿病性胃轻瘫,症见糖尿病兼食后胀满、恶心、厌食、上腹不适,或伴有口干口苦、舌苔偏黄。

方8: 延年半夏汤

【配方】枳实、白术、茯苓、桔梗、鳖甲、白芍各10克,槟榔、木香、人参、吴茱萸各9克,甘草、半夏各6克。

【做法】上药加水适量煎煮,连煎2次,将2次药汁合并。

【用法】每日1剂,分2次服。

【功效】健脾化痰,理气和胃,消胀除满。适用于糖尿病性胃肠病,症见糖尿病兼纳少、餐后腹胀、早饱、恶心、呕吐、上腹灼热疼痛,有的伴有体重下降、乏力、衰弱等。

方9: 四逆健脾导滞汤

【配方】黄芪30克,柴胡、党参、槟榔各10克,丹参、山药各20克,石斛、厚朴、白术各12克,白芍15克，枳实、大黄、甘草各6克。

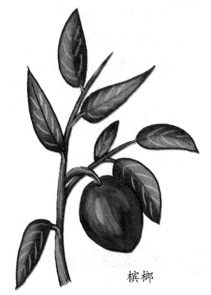

槟榔

【做法】上药加水适量煎煮，连煎2次，将2次药汁合并。

【用法】每日1剂，分2次服。

【功效】益气养阴，消痞除满。适用于糖尿病性胃轻瘫属脾胃虚弱、食滞血瘀者，症见糖尿病兼神疲乏力，上腹饱胀感，纳差，嗳气，多见舌质暗红，苔白腻。

方10：复方保和丸

【配方】山楂20克，建曲、云茯苓各15克，法半夏、广陈皮、焦白术、炙黄芩、川黄连、枳椇子各9克，连翘6克，炒枳实、川大黄各12克。

【做法】上药共研为末，水泛为丸，如梧桐子大。

【用法】每次服20～30丸，每日

2～3次。

【功效】消食导滞，和胃降逆。适用于糖尿病性胃肠病属食滞胃脘者，症见糖尿病兼恶心、呕吐、嗳腐吞酸、早饱、厌食、便秘等。

方11：醒脾运脾汤

【配方】佩兰、苍术、木瓜、党参、白术、茯苓、陈皮各10克，甘草、砂仁各6克，焦谷芽、焦麦芽、焦山楂各30克。

【做法】上药加水适量煎煮，连煎2次，将2次药汁合并。

【用法】每日1剂，分2次服。

【加减】食滞者，加莱菔子、鸡内金各10克，槟榔6克；气滞者，加木香6克，香附、佛手各10克；湿重者，加藿香、厚朴花各6克；气虚甚者，加人参9克，黄芪12克，山药10克。

【功效】健脾理气化湿，醒脾消食导滞。适用于糖尿病性胃轻瘫。

方12：四神丸加味

【配方】补骨脂、大枣、生姜各12克，肉豆蔻、五味子、干姜各9克，菟丝子15克，吴茱萸6克。

【做法】上药加水适量煎煮，连煎2次，将2次药汁合并。

【用法】每日1剂，分2次服。

【功效】健脾温肾，涩肠止泻。

适用于糖尿病性腹泻属脾肾阴虚型。

方13：益气活血方

【配方】黄芪20克，党参、陈皮、火麻仁、丹参各15克，当归、升麻、柴胡、红花各10克，甘草6克。

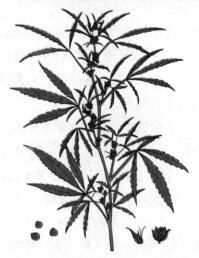

火麻仁

【做法】上药加水适量煎煮，连煎2次，将2次药汁合并。

【用法】每日1剂，分2次服。

【加减】血虚甚者，重用当归，或加熟地黄、何首乌；胃肠实热者，加知母、石膏、麦冬。

【功效】益气活血。适用于糖尿病性便秘属气虚血瘀者。

方14：橘皮枣茶

【配方】橘皮10克，大枣10枚。

【做法】将橘皮切丝，大枣炒焦，二味同放盖杯内，沸水冲泡后盖闷10分钟即可。

【用法】代茶频饮。

【功效】橘皮味苦性温。具有理气调中、燥湿化痰之功，对胸腹胀满、不思饮食、呕逆咳痰、胃痛嘈杂有良效；大枣甘温，归脾、胃经，其有补中益气、养血安神之功，可用于中气不足、脾胃虚弱、体倦乏力、食少者。

方15：加味四磨汤

【配方】党参20克，槟榔、乌药各10克，沉香8克，天花粉、生地黄各15克，益母草、山药各12克。

【做法】上药加水适量煎煮，连煎2次，将2次药汁合并。

【用法】每日1剂，分2次服。30日为1个疗程。

【加减】胃热盛者，加知母、栀子；肺肾气阴亏虚者，加天冬、麦冬；脾胃虚弱者，加黄芪。

【功效】养阴润燥，理气和中。适用于糖尿病性便秘属肝郁脾虚者。

方16：导滞汤

【配方】黄芪30克，白术12克，枳壳、木香各6克，茯苓15克。

【做法】上药加水适量煎煮，连煎2次，将2次药汁合并。

【用法】每日1剂，分2次服。

【加减】寒秘严重者，加附子3克；食滞严重者，加厚朴6克；肝郁者加柴胡5克。

【功效】导滞消胀，益气健脾。适用于糖尿病慢性胃轻瘫，症见脘腹胀满、疼痛厌食、便秘、苔厚腻、脉滑等。

方17：糖胃康

【配方】丹参、白术、葛根、山药各15克，枳实、茯苓、当归各12克，木香、柴胡、法半夏各10克，砂仁3克，炙甘草6克。

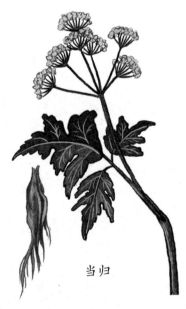

当归

【做法】上药加水适量煎煮，连煎2次，将2次药汁合并。

【用法】每日1剂，分2次服。

【功效】益气健脾，消痞调中。

适用于糖尿病性胃轻瘫，症见糖尿病兼呕吐、痞满、纳差、乏力等。

方18：消食健胃汤

【配方】法半夏、白术、枳壳、槟榔、木香各10克，焦山楂、神曲各15克，茯苓12克，陈皮、炙甘草各6克，砂仁3克，鸡内金2克。

【做法】将以上诸位药加水煎煮成汤，砂仁后下，鸡内金研末另服。

【用法】每日1剂，早晚温服。

【功效】益气健脾消食。适用于糖尿病性胃肠病。

方19：黄芪山楂汤

【配方】黄芪20克，丹参、首乌、玉竹各15克，白术、苍术、玄参、牡丹皮、红花各12克，三七10克，天花粉、山药、山楂各30克，大枣3枚。

【做法】上药加水适量煎煮，连煎2次，将2次药汁合并。

【用法】每日1剂，分2次服。

【加减】口渴甚者，加知母、生石膏；食多者，加川连、石斛；尿多者，加生地黄、山茱萸、菟丝子；心悸者，加枣仁、苦参。

【功效】健脾益气，养阴生津，活血化瘀。适用于糖尿病及其并发症属气阴两虚、夹有血瘀者。

方20：补精化瘀汤

【配方】枸杞子、黄芪各30克，黄精、太子参各20克，枣皮、肉苁蓉各15克，水蛭、桃仁各10克，大黄5克。

【做法】上药加水适量煎煮，连煎2次，将2次药汁合并。

【用法】每日1剂，分2次服。

【功效】补精益气，化瘀通络，润肠通便。适用于糖尿病结肠功能紊乱者。大便干结，7日或以上不排便，排便时间延长（较正常时间长15分钟以上）。

方21：固肾健脾汤

【配方】山药、巴戟天、肉桂、炙甘草各10克，附子（先煎）3克，山茱萸、白术、金樱子、芡实各15克，太子参、黄芪各20克，云苓15～30克。

【做法】上药加水适量煎煮，连煎2次，将2次药汁合并。

【用法】每日1剂，分2次服。7日为1个疗程。

【功效】固肾健脾。适用于糖尿病并发顽固性腹泻者。

降血糖999个民间偏方

糖尿病性足病防治方

　　糖尿病性足病是糖尿病患者的常见并发症。关于糖尿病足的发病病因，中医认为，是因气血不盛、体质寒凝所致。糖尿病足是糖尿病慢性致残性并发症的表现，是由于糖尿病患者体质长期失调的结果，具体表现在：损及经络，伤及气血，导致肢体气血失调、经脉失养、阳气不布、血脉瘀阻或湿邪蕴久化热，热盛肉腐而引发的肢体中、小血管，微血管，外周神经以及肌肉、肌腱病变为主的慢性进行性疾病，临床以肢端疼痛、麻木、感染、缺血、溃疡、坏疽以及筋腐肉烂为特征，尤其以足部溃烂表现最为突出，因此在中医学上称为"坏疽或糖尿病足"。

方1：茵陈赤小豆汤

　　【配方】茵陈、薏苡仁、赤小豆各30克，苍术、黄柏、泽泻、生甘草各10克，防己、当归各6克，赤芍、白芍、牛膝各12克。

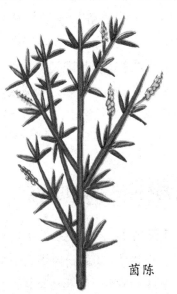

茵陈

　　【做法】上药加水适量煎煮，连煎2次，将2次药汁合并。

　　【用法】每日1剂，分2次服。

　　【加减】有炎症者，加金银花或蒲公英各30克，连翘、黄柏各15克；虚证者，加黄芪15克，太子参或党参各10克；疼痛明显者，将防己加为12克。

　　【功效】清热利湿，活血解毒。适用于糖尿病湿性坏疽。

方2：薄荷花椒洗方

　　【配方】薄荷、蕲艾、花椒各25

克，生葱10棵（连根），鲜老姜100克。

【做法】将上品煎浓成汁。

【用法】先熏后洗。每日2～3次。

【功效】活血通络，散热杀菌。适用于糖尿病足腐烂发臭。

方3：祛湿舒筋汤

【配方】猪蹄1只，千金拔25克，精盐适量。

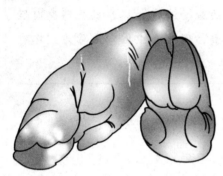

猪蹄

【做法】先将新鲜猪蹄去毛切块，加千金拔、水适量，煲2小时，加精盐调味即成。

【用法】每日1剂，早晚饮汤。

【功效】祛风利湿，舒筋活络。适用于糖尿病并发糖尿病足。中医辨证属于糖尿病暑湿内蕴、瘀血阻络，症见糖尿病足部疼痛，坏疽或足部风湿筋骨痛、关节痛等。

方4：通草猪脚汤

【配方】通草10克，猪蹄1只，大葱15克。

【做法】先将猪蹄去毛，刮去皮及爪甲，洗净，切成小块，将通草洗净，葱连须根洗净。然后把猪蹄、通草放入砂锅中，加水适量，先用大火煮沸，再用小火煮1小时，加入大葱，用小火煮10分钟，调味即成。

【用法】每日1剂，喝汤、吃猪蹄。

【功效】通血脉，祛寒湿，润肌肤。适用于糖尿病足，属湿热蕴结下肢所致的足部疼痛、麻木。

方5：苁蓉强身粥

【配方】肉苁蓉15克，精羊肉100克，粳米50克，葱、姜各适量。

【做法】肉苁蓉加水煎煮，煮烂后去渣留汁；羊肉切片后入药汁中，加水煮烂；粳米加水，如常法煮粥，待半熟时，加入羊肉及药汁，煮至米开汤稠加入少许葱、姜，熟后温热食用。

【用法】每日早晚餐适量食用。

【功效】温肾补阳，补益精血。适用于糖尿病足患者，症见下肢发凉、筋骨无力。

方6：黄豆鸡爪汤

【配方】水发黄豆50克，鸡爪10只，小排骨250克，大枣10枚，姜片、香菜、精盐、味精各适量。

【做法】鸡爪去趾甲，用少许盐搓擦，洗净；排骨斩块，与鸡爪一起焯水，洗净。砂锅内放鸡爪、小排骨、黄豆、大枣、姜片、开水，用大火烧滚，转用小火煨3小时，加精盐、味精、香菜即成。

【用法】每日1剂，吃豆喝汤。

【功效】祛风通络，利湿止痛。适用于糖尿病并发糖尿病足。中医辨证属于湿邪阻滞脉络者，症见皮肤干燥，下肢疼痛，肢冷苍白。

方7：丁香足浴方

【配方】丁香、红花、小茴香各5克，藿香、当归、独活各15克，桂枝、艾叶各20克，川椒10克。

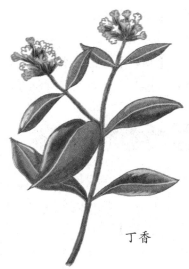

丁香

【做法】上药加水1000毫升煮沸，倒入清洁盆中。

【用法】待药液冷却至45～48℃后熏蒸患处，每次30分钟，每日1次。

【功效】温经止痛，行气活血。适用于糖尿病足早期，伴有肢端麻木、疼痛者。

方8：四妙糖足康

【配方】生地黄、赤芍、白芍、当归、丹参各15克，玄参、穿山甲珠各12克，牛膝、金银花、黄芪各30克，桃仁10克，葛根20克，地龙、黄柏各9克，水蛭6克。

【做法】上药加水适量煎煮，连煎2次，将2次药汁合并。

【用法】每日1剂，分早晚温服。

【功效】益气养阴，活血通络。适用于糖尿病足属气阴两伤、脉络瘀阻者，症见足部疮口生长缓慢或疮口不愈合，肉芽淡红色或暗红色，脓液稀少，舌质黯淡兼有瘀点，苔薄白，脉沉细无力。

方9：加减顾步汤

【配方】黄芪、石斛各10克，当归、牛膝、紫花地丁、党参、金银花、菊花、蒲公英、丹参、天花粉各15克，甘草6克。

【做法】上药加水适量煎煮，连煎2次，将2次药汁合并。

【用法】每日1剂，分2次服。

【功效】益气养阴，清热解毒，

活血化瘀。适用于糖尿病足属气阴不足、瘀热内停者。

枝、刘寄奴、赤芍、牡丹皮、艾叶各10克。

方10：拂痛外洗方

【配方】生川乌12克，吴茱萸、艾叶、海桐皮各15克，细辛5克，川红花、当归尾、荆芥各6克，续断、独活、羌活、防风各10克，生葱4根（连根须洗净、切碎），米酒、米醋各30毫升。

【做法】将药煎取2000毫升，分为2次外洗，每次1000毫升，药液不重复使用。

【用法】糖尿病足无开放性创口者，可将患肢放入约40℃药液中浸洗，据病情可浸洗至踝关节或膝关节以上，浸洗时如温度下降，可随时加温，使药液保持适宜温度。有开放性创口者，应避开创口，用消毒纱布或干净软布蘸药液趁热摊放在患处湿敷，注意水温。同时，取一块消毒纱布不断地蘸药液淋于患处，使湿敷纱布保持湿度和温度。每日1次，每次持续热敷20分钟。30日为1个疗程。

【功效】温经止痛，活血通络。适用于糖尿病足，伴有肢冷痛、畏寒喜热者。

方11：透骨散

【配方】透骨草、伸筋草、桑

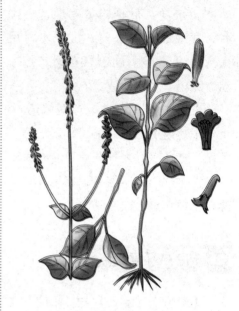

透骨草

【做法】水煎。

【用法】熏洗患处。每日2~3次，2天1剂。30日为1个疗程。

【功效】舒筋通络，活血止痛。适用于糖尿病足伴疼痛明显者。

方12：金银花茶

【配方】金银花、玄参各15克，当归10克，甘草5克。

【做法】将4味药用4碗水煎成1碗。

【用法】代茶饮用，也可取金银花，每日25克，煎浓当茶服用。

【功效】清热解毒，活血生肌。适用于糖尿病足溃烂。

方13：糖足方

【配方】川芎、白芍、生地黄、玄参各15克，当归、姜黄、红花、党参、桂枝、地龙、连翘各10克，三七粉3克，黄芪20克，麻黄5克。

【做法】上药加水适量煎煮，连煎2次，将2次药汁合并。

【用法】每日1剂，每剂温服2～3次。

【功效】活血化瘀，益气养阴，助阳通脉。适用于糖尿病足。

方14：红花外洗方

【配方】红花、黄连、黄柏、桂枝各10克，五灵脂、甘草各15克，四季青20克。

【做法】将上药碾碎入水，以小火煎汁。

【用法】趁温外洗。

【功效】清热解毒，疏通血脉，敛疮防腐。适用于糖尿病足。

方15：中药酒浸剂

【配方】生草乌、川芎、紫草各30克。

【做法】上药用60%酒精500毫升浸泡20天后过滤，每100毫升滤液加10毫升甘油装入喷雾瓶内备用。

【用法】每天数次喷涂疮面，或把药液浸湿用无菌纱布外敷疮面。

【功效】活血通络。适用于糖尿病坏疽。

方16：川桂枝浸泡方

【配方】川桂枝、生附片各50克，丹参、忍冬藤、生黄芪各100克，乳香、没药各24克。

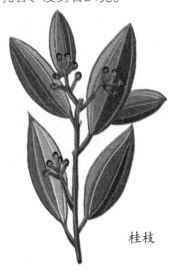

桂枝

【做法】上药加水5000毫升，小火煮沸后再煎20分钟备用。

【用法】待药汁温后浸患肢30分钟左右，每日2次以上。

【功效】活血化瘀，温经散寒，消肿止痛，益气生肌。适用于糖尿病性趾端坏死属阴寒凝滞、血脉瘀阻型。

方17：糖足内服方

【配方】黄芪、山药各30克，苍

术、玄参、麦冬、川芎、益母草各10克，茯苓15克。

【做法】上药加水适量煎煮，连煎2次，将2次药汁合并。

【用法】每日1剂，分2次服。

【功效】益气养阴，活血化瘀。适用于糖尿病足属气阴两伤、瘀血停滞者，症见患足发凉、发麻，行走不便，固定痛或刺痛、灼痛、自发痛，夜间及寒冷时加重，重者见足部肿胀，皮肤菲薄而亮或色黯紫或发黑，局部溃疡，多呈湿性疽或局部水疱。

方18：内托生肌散

【配方】黄芪30克，甘草、杭白菊各20克，乳香、没药、丹参各6克，天花粉9克。

【做法】上药加水适量煎煮，连煎2次，将2次药汁合并。

【用法】每日1剂，分2次服。此方服至痊愈止。

【功效】益气养阴，活血化瘀，托毒生肌。适用于糖尿病脱疽属血瘀、热毒内蕴者。

糖尿病性眼病防治方

糖尿病性眼病主要有视网膜病变、白内障、青光眼等。现代医学认为，糖尿病性视网膜病变主要是由于视网膜内微血管伴血栓造成的，与糖尿病性肾病有共同的发病基础。中医学认为，糖尿病视网膜病变发病机制与阴虚燥热、精血受伤及血络瘀阻有关。可在专业医生指导下，选用以下医方进行治疗。

方1：菊花汤

【配方】鲜白菊花瓣1000克。

【做法】先将菊花瓣清洗干净，放入砂锅中，加水大约3500毫升浸泡1小时。再将砂锅置于火上，先用大火烧沸后再改用小火煮1小时，滤取药液为头煎。二煎加水1800毫升，大火煮沸后改用小火煎1小时，去渣留药液。然后将头煎、二煎2次药液，放入锅内，稍煎即可。

【用法】每日服2次。15天为1个疗程。

【功效】凉肝明目。适用于糖尿病并发视物昏花者，中医辨证为肝肾阴虚、肝火上炎者，症见两眼干涩，视物模糊，口渴多饮，大便干结，腰膝酸软无力。

方2：菊花羌活散

【配方】白菊花360克，羌活、蝉脱、白蒺藜、木贼草各180克。

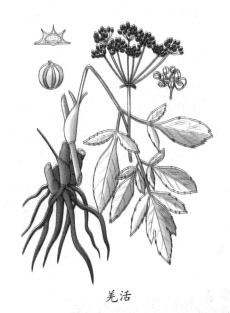

羌活

【做法】先将以上药物洗净烘干后打成粗末碎片，然后过筛后再粉碎打成细粉，备用。

【用法】每次10克，每日3次，用沸水冲泡后饮用。

【功效】退翳明目，祛风清热。适用于糖尿病并发眼目赤痛，目涩，视物昏暗。中医辨证为肝火上炎，症见目赤肿痛，渐生翳膜，或痒或痛。

方3：猪肝桑叶汤

【配方】猪肝180克，桑叶15克，植物油、精盐、淀粉、生姜片各适量。

【做法】把猪肝洗净，切成小片，用淀粉调匀；桑叶洗净。热锅内加入适量清水，先放少量生姜片、桑叶，大火烧沸后改用小火，然后放入猪肝，等煮熟后再用植物油、精盐调味，再煮5分钟后起锅食用。

【用法】佐餐食用，每日1~3次，每次150~200毫升。

【功效】明目养肝，补血健目。适用于糖尿病并发眼病，中医辨证为肝火上炎、肝经风热者，症见眼结膜炎、双目红赤等。也可用于夜盲症（维生素A缺乏）所致的视物不清、眼睛干涩、眼睛分泌物增多等患者的辅助治疗。

方4：菊花羊肝汤

【配方】羊肝400克，鲜菊花50克，枸杞子、熟地黄各10克，淀粉

（蚕豆）20克，鸡蛋、猪油（炼制）各50克，香油、姜、大葱、料酒、精盐、胡椒粉、味精各适量。

【做法】鲜羊肝洗净片去筋膜，切成薄片；菊花、枸杞子、熟地黄用温水洗净；生姜洗净切成薄片，葱切成葱花；鸡蛋去黄留清，用淀粉调成蛋清豆粉；用精盐、料酒、蛋清、豆粉将羊肝片浆好；熟地黄用清水熬2次，每次收药液50毫升。锅内加猪油烧至六成热时，下姜片煸出香味，注入清水约1000毫升，再放入熟地黄药汁、胡椒粉、精盐、羊肝片，煮至汤沸，用筷子轻轻将肝片拨散，随即下枸杞子、菊花瓣，放味精调味，撒上葱花，起锅装入汤盆，淋上香油即成。

【用法】佐餐食用，吃肉喝汤。

【功效】清热，养肝，明目。适用于糖尿病并发眼病，如视网膜炎、青光眼、夜盲症、黄斑病变等。

方5：疏肝汤

【配方】柴胡、当归、白芍、川芎、白术、葛根各9克，茯苓、鬼箭羽、马齿苋各12克，荔枝核20克，荷叶6克，黄芪15克。

【做法】上药加水适量煎煮，连煎2次，将2次药汁合并。

【用法】每日1剂，分2次服。5日为1个疗程。

【功效】疏肝理气，和血柔肝。适用于非胰岛素依赖型糖尿病及其并发症属肝气郁结者。

方6：养阴益气汤

【配方】生地黄、生石膏各30克，玄参、玉竹、黄芪各20克，麦冬、天冬各15克，知母10克，甘草5克。

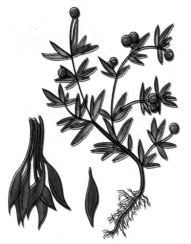

天冬

【做法】上药加水适量煎煮，连煎2次，将2次药汁合并。

【用法】每日1剂，分2次服。

【功效】养阴清热，益气生津。适用于糖尿病性视网膜病变属气阴两伤、迫血妄行者，症见视网膜出血、水肿、渗出等。

方7：三七山药粥

【配方】三七5克，生山药、粳米各60克，酥油适量。

【做法】粳米加水如常法煮粥；山药去皮为糊后用酥油炒，令凝，用匙揉碎，放入粥内拌匀即可。

【用法】佐餐食用，也可作早点食用。

【功效】润肺健脾，益气固肾。适用于气阴两虚或阴阳两虚型糖尿病，症见神疲乏力，口干咽干，食欲减退，腰膝酸软，大便干结或泄泻与便秘交替出现，或兼见心悸自汗，或眩晕耳鸣，或肢体麻痛，或视物模糊。舌胖有齿痕或舌质暗淡，苔白或干，脉沉细无力。

方8：活血化瘀汤

【配方】蒲黄、墨旱莲、茜草各15克，川芎、赤芍、桃仁、白芨、生地黄各12克，丹参30克，红花10克。

【做法】上药加水适量煎煮，连煎2次，将2次药汁合并。

【用法】三七粉冲服，每日1剂，日服2次。30日为1个疗程。

【功效】养阴益气，活血化瘀。适用于糖尿病性视网膜病变。

方9：墨旱莲益智汤

【配方】墨旱莲、葛根、女贞子各15克，生地黄、茺蔚子、枸杞子、泽兰、赤芍、益智仁、补骨脂各12克，丹参、山药各20克，肉桂7克。

【做法】上药加水适量煎煮，连煎2次，将2次药汁合并。

【用法】每日1剂，分2次服。30天为1个疗程，连续治疗2个疗程。

【功效】温补脾肾，滋补肝肾，活血化瘀。适用于糖尿病性视网膜病变属脾肾阳虚、瘀血阻络型，症见视物昏花、神疲懒言、形寒肢冷、口淡不渴；或腰酸膝软、头晕耳鸣、大便溏薄、夜尿频，舌质淡胖或有瘀斑，脉沉细或沉弱等。

方10：地黄粳米粥

【配方】鲜地黄150克，粳米50克。

【做法】将鲜地黄洗净捣烂，用纱布挤汁备用，粳米淘洗干净，同入砂锅内加水500毫升，煮成稠粥后，将地黄汁兑入，改小火，再煮一沸即可。

【用法】每日2～3次，稍温食。

【功效】清热凉血，养阴生津。辅助治疗糖尿病、糖尿病性视网膜病变，以及热病伤津所致的烦躁口渴、舌红口干、虚劳骨蒸、血热所致的眼底出血、吐血、衄血、崩漏及津亏便秘等。

方11：复方活血止血汤

【配方】仙鹤草30克，牡丹皮、白茅根、生蒲黄（包煎）、丹参各15克，荆芥炭、当归、郁金、墨旱

莲各10克，甘草7克。

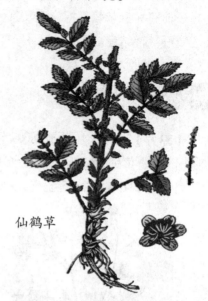

仙鹤草

【做法】上药加水适量煎煮，连煎2次，将2次药汁合并取汁150毫升。

【用法】每日1剂，分2次服。10日为1个疗程。

【功效】凉血止血，活血化瘀。适用于阴虚燥热、脾虚气弱、瘀血阻络型糖尿病性视网膜病变，症见双目干涩、视物模糊、潮热盗汗或乏力自汗、颧红眼赤、心烦不寐、五心烦热、大便时干时稀、舌红少苔兼有瘀斑、脉细数无力等。眼底检查可有视网膜出血、水肿、渗出，久不吸收，甚则玻璃体出血。

方12：糖醋元参鸭

【配方】元参50克，鲜藕1节，鸭子1只，白糖、醋等调料各适量。

【做法】将鲜藕洗净，切成小薄

片，鸭子去毛及内脏，煮熟捞出切块；元参和藕炒至七成熟时加入鸭肉，放入白糖、醋等调料适量。

【用法】每日1次，连服7~10天。

【功效】凉血止血，散瘀明目，是糖尿病性视网膜病变患者之佐食佳品。

方13：山药夜明粥

【配方】山药60克，夜明砂10克，菟丝子15克，粳米80克，红糖适量。

【做法】先将夜明砂、山药、菟丝子用纱布包好，加水5碗煎成3碗，去渣后加入粳米、红糖适量煮成粥食。

【用法】每日1剂，连服15~20剂。

【功效】滋补肝脾。适用于糖尿病并发白内障者属肝脾两虚型，症见两眼干涩，视力减退，口干舌燥，腰膝酸软。

方14：益气养阴明目汤

【配方】黄芪25克，生地黄、玄参、丹参、葛根、桃仁、当归、菊花、青葙子各15克，苍术10克，水蛭、三七粉各18克。

【做法】上药加水适量煎煮，连煎2次，将2次药汁合并。

【用法】三七粉冲服，每日1剂，

每日2次。治疗期间控制饮食，降糖药继服。

【功效】益气养阴，活血化瘀。适用于糖尿病性眼底出血。

方15：明目地黄丸

【配方】熟地黄24克，牡丹皮9克，山茱萸（制）、山药各12克，茯苓、泽泻、枸杞子、菊花、当归、白芍、蒺藜、石决明（煅）各10克。

【做法】上药共研为末，水泛为丸，如梧桐子大。

【用法】每次6克，每日2次。

【功效】滋肾，养肝，明目。适用于糖尿病性视网膜病变属肝肾亏虚、血瘀痰结者，症见目涩畏光，视物模糊，迎风流泪，眼底可见视网膜黄斑水肿，视网膜渗出、出血；并伴有倦怠乏力、气短懒言、五心烦热、舌红少津、苔薄、脉细涩等。

方16：葛根明目汤

【配方】葛根20克，田七、菊花各10克，丹参、牡丹皮、草决明、石斛各15克。

【做法】上药加水适量煎煮，连煎2次，将2次药汁合并。

【用法】口服，每日1剂，水煎取300毫升，4周为1个疗程。

【功效】养阴增液，清热活血通

络。适用于糖尿病性视网膜病变、素体阴虚，兼有虚火血瘀者，症见视物模糊，双眼干涩，并伴有两颧红赤、心烦不寐、潮热盗汗、五心烦热、便干尿赤、舌暗红少苔或无苔、腰酸耳鸣等。眼底检查可有视网膜出血、水肿、渗出或机化，久不吸收，甚则玻璃体出血。

方17：视网膜病变方

【配方】山药、葛根各20克，天花粉、玉竹、楮实子、生地黄、白芍、丹参、山茱萸、荞麦叶各15克，炒大黄6克。

【做法】上药加水适量煎煮，连煎2次，将2次药汁合并。

【用法】每日1剂，每剂温服2～3次。连服10日为1个疗程。

【功效】滋阴降火，通络活血。适用于糖尿病性眼病。

方18：桑菊薄荷饮

【配方】桑叶、野菊花、薄荷各25克。

【做法】将上述3味药混合分成10克一份。

【用法】每次取1克投入杯中，用开水冲泡，当茶饮。

【功效】疏风清热，清肝明目，解毒消炎。适用于糖尿病性结膜炎。

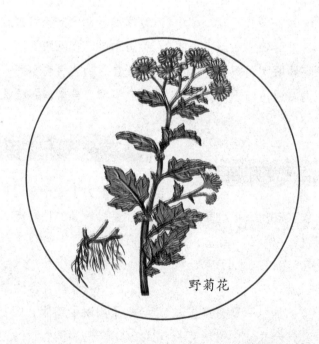

野菊花

糖尿病性呼吸系统疾病防治方

糖尿病的呼吸系统表现是指糖尿病患者因体内代谢紊乱、免疫功能平衡失调所引起的肺、气管、支气管、肺泡的病变而言。临床表现轻重不一，症状各异。对于糖尿病合并呼吸系统疾病患者，应当及早发现，及早治疗。

方1：白萝卜豆奶茶

【配方】新鲜白萝卜350克，豆奶250毫升。

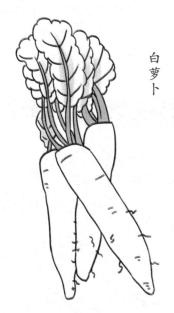

白萝卜

【做法】先将新鲜白萝卜反复用清水冲洗，用温开水冲一下，连皮切碎，放入家用绞汁机中，快速绞取浆汁，用洁净纱布过滤，所取汁液与豆奶充分混合，放入砂锅，用小火或微火煮沸即可。

【用法】每日早晚餐分别饮用。

【功效】清热解毒，生津止渴。适用于糖尿病并发慢性气管炎患者。

方2：清热止渴茶

【配方】白菊花、霜桑叶、枇杷叶各12克，生地黄、焦枳壳各10克，广陈皮6克，鲜芦根4支。

【做法】先将枇杷叶用凉水清洗干净，再用纱布包扎后扎口备用。然后将鲜芦根洗净，用沸水烫一下，切成小碎枝。再将白菊花、桑叶、广陈皮、生地黄、枳壳用水冲洗后放入锅内。然后将芦根、枇杷叶也放入锅内，再加清水1500毫升。最后将砂锅置于火上，煎煮沸后30分钟即可。

【用法】代茶频饮。

【功效】生津止渴。适用于糖尿

病属津伤液亏虚者，症见干咳无痰，口干舌燥，心烦口渴，恶心纳差，小便频数。

方3：苏子粥

【配方】紫苏子25克，粳米100克。

【做法】将紫苏子研细以水提取汁；粳米淘洗干净。锅内加水适量，放入粳米煮成粥，加入苏子汁煮沸一会儿，搅匀即成。

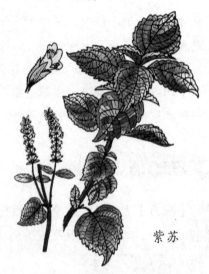

紫苏

【用法】每日1剂，早晚餐食用。

【功效】苏子含有丰富的脂肪、蛋白质等营养成分，脂肪多为亚麻酸、亚油酸、油酸组成，对心血管病患者大有裨益；苏子具有下气、消痰、润肺、宽肠的功效，适用于老人因肺气较虚、易受寒邪而引起的胸膈满闷、咳喘痰多、食少，以及心血管病患者。二者共奏止咳平喘、养胃润肠的功效。适用于糖尿病并发急、慢

性支气管炎，属肺阴亏虚、痰热伤肺者，症见口舌干燥，咳嗽痰多，胸闷气喘。

方4：二仙汤

【配方】百合120克，梨汁250毫升。

【做法】将百合择洗干净，放入砂锅内，加水2500毫升浸泡。再将砂锅置于火上，烧沸后，用小火煎煮1小时，然后滤出药液，加入梨汁，用小火慢慢熬煮即成。

【用法】每日服2次。

【功效】润肺清热。适用于治疗糖尿病并发急、慢性支气管炎中医辨证为糖尿病属阴虚热盛者，症见干咳无痰，口渴多饮，咽干舌燥。

方5：黑芝麻降糖糕

【配方】黑芝麻250克，山药100克，黄芪、黄精、天花粉、葛根粉各25克，薏苡仁50克，植物油100毫升。

【做法】把黑芝麻、薏苡仁、黄精、山药去杂，洗净，晒干，研成细粉，与葛根粉拌匀成糕粉。把黄芪、天花粉洗净，放入砂锅，用水煎1小时，盛入碗中。把糕粉倒在案板上，拿煎汁调匀，加植物油搓成糕泥，再搓成棍棒状长条，切成20个剂子，用

糕模制成花色糕点，摆入笼屉，用大火蒸20分钟，糕熟后即可。

【用法】当点心食用，量随意。

【功效】滋补肝肾，生津润燥，止渴。适用于糖尿病并发慢性气管炎、高脂血症、慢性肠炎、习惯性便秘的患者。

方6：赤小豆柳枝粥

【配方】赤小豆60克，嫩柳枝50克，粳米120克。

【做法】将嫩柳枝洗净，放入砂锅中，加水煎熬大约半小时，取出药汁待用。然后将赤小豆、粳米淘洗干净，用药汁煮粥。粥熟即成。

【用法】早晚餐食用。

【功效】祛风排毒，利湿解表。适用于糖尿病并发感冒患者，症见恶寒发热、头痛。

方7：苦瓜荷叶瘦肉汤

【配方】苦瓜250克，鲜荷叶30克，猪瘦肉120克。

【做法】将苦瓜洗净，去瓤，切块；鲜莲叶洗净，切小片；猪瘦肉洗净。把全部用料一起放入锅内，加清水适量，大火煮沸后，小火煮2小时，调味即可。

【用法】随量饮汤食肉。

【功效】苦瓜是消暑珍品，又称

凉瓜、绵荔枝，味苦性寒，能清热祛暑，清心除烦，善治热病或热烦渴；荷叶为夏令清暑之要药，其气清香，味甘涩性寒，长于清解暑热，利水去湿，凡暑热挟湿者用之，每获良效；猪瘦肉味甘性平，能补虚润燥，治热病口渴，又能增加营养，调和汤味，制约苦瓜之苦寒，有护胃矫味之功。三者共奏清热解暑、润燥利咽的功效，适用于糖尿病并发感冒，中医辨证属于暑热者，症见面红发热，心中烦热，胸闷纳呆，小便赤黄，舌质红，脉数。

方8：丝瓜油面筋

【配方】丝瓜1～2条，油面筋、胡萝卜、生姜、蒜、干辣椒、精盐、高汤、植物油各适量。

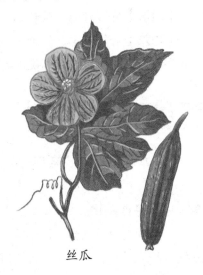

丝瓜

【做法】丝瓜切滚刀块，胡萝卜切片，姜切丝，干辣椒切丝，蒜拍碎；锅里放植物油，炒香姜、蒜、干辣椒，再放入丝瓜、胡萝卜，炒匀，放三汤勺高汤，没有就用鸡精兑水，再放入油面筋，翻匀，放精盐调味即可。

【用法】当主食，量随意。

【功效】补精添髓，滋阴止渴。适用于慢性支气管炎、免疫功能低下并发糖尿病的患者。

方9：莼菜豆腐汤

【配方】莼菜150克，冬笋50克，豆腐（南）100克，精盐、鸡精、胡椒粉、香油、大葱、姜各适量。

【做法】将豆腐切成细丝；冬笋、葱、姜改成丝；锅内放汤烧开，放入莼菜及豆腐、冬笋、葱、姜丝，待汤开；煮约3分钟，再放入调料；出锅时淋少许香油即可。

【用法】佐餐食用，量随意。

【功效】清热解毒，活血化瘀。适用于糖尿病并发慢性支气管炎患者。

方10：雪梨燕窝汤

【配方】雪梨3个，燕窝6克。

【做法】先将雪梨洗净，去皮、核切片；将燕窝挑去绒毛，用清水浸软，洗净。然后把全部用料一起放入炖盅内，加适量开水，将炖盅加盖，用小火隔沸水炖3小时，调味即成。

【用法】每3日1次，随量饮用。

【功效】补肺养阴，润燥止渴。适用于糖尿病并发肺结核，中医辨证属于阴亏肺燥者，症见潮热盗汗，形瘦颧红，口渴咽干，手足心热，舌质红，脉细数。

方11：银耳豆浆鸭蛋汤

【配方】银耳10克，豆浆500毫升，鸭蛋1枚。

【做法】鸭蛋打开放入碗内，搅匀；银耳用开水泡开，去杂质撕小朵洗净。将银耳放入砂煲里，加适量清水，用小火煲烂，加入鸭蛋、豆浆，煮沸即成。

【用法】每日早晚餐食用。

【功效】滋阴润肺。适用于糖尿病并发肺结核，中医辨证为阴虚肺燥者，症见五心烦热，颧红盗汗，倦怠消瘦，咳嗽胸闷。

方12：葱姜豆腐汤

【配方】豆腐250克，葱白、姜、精盐、香油各适量。

【做法】将姜切片，葱切花；豆腐切小块，放入开水锅中氽一下，捞出沥干水分待用。炒锅上火，下豆腐干炒，煎至微黄色下姜片，加适量清水煮一会儿，加精盐、葱白，淋入香油起锅即可。

【用法】每日1剂，早晚餐吃豆腐喝汤。

【功效】清热润燥，通肠利窍。适用于糖尿病并发感冒，症见头痛、发热、无汗等。

方13： 大青叶绿豆汤

【配方】大青叶、绿豆各30克。

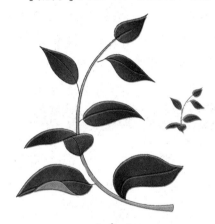

大青叶

【做法】将绿豆洗净，用清水浸泡半小时；大青叶洗净备用。把全部用料一起放入锅内，加清水适量，小火煮1小时即可。

【用法】随量饮用。

【功效】清热解毒，适用于糖尿病并发感冒，症见高热不退，恶寒头痛，甚至寒战，周身酸痛，倦怠无力，咽痛口喝，或咳嗽，舌红，脉数。

方14： 绿豆藿香粥

【配方】绿豆60克，藿香10克，

粳米80克，精盐适量。

【做法】先将绿豆洗净，将藿香洗净切成丝，粳米淘洗干净备用。然后把绿豆放入砂锅中，加水适量，煮至绿豆开花，加入粳米继续煮至粥熟，再加入藿香继续煮5分钟，放入少量精盐调味即可。

【用法】每日1剂，早晚餐食用。

【功效】清热解毒，化湿止呕。适用于糖尿病并发胃肠型感冒，常见症状有恶寒发热，食欲缺乏，脘腹胀满，恶心呕吐。

方15： 银耳鸽蛋汤

【配方】水发银耳150克，鸽蛋3枚，枸杞子10克。

【做法】将银耳洗净浸透，撕小朵，鸽蛋打散，枸杞子洗净浸透。将银耳熬煮1小时，加入鸽蛋、枸杞子煮熟。

【用法】吃银耳喝汤，吃鸽蛋，分6次食用。

【功效】补肺益气，养阴润燥。适用于糖尿病并发气管炎，中医辨证属气阴两虚者。症见烦渴多饮，干咳无痰，乏力消瘦。

方16： 黑芝麻消渴糊

【配方】黑芝麻、陈粟米各350克，薏苡仁、枸杞子各150克，天花粉120克,天冬、麦冬各60克,西洋参40克。

【做法】先将黑芝麻、薏苡仁、陈粟米、天花粉分别去杂,淘洗干净,晒干或烘干,用小火炒熟,呈微黄者为佳,共研细粉,备用。再将枸杞子、天冬、麦冬、西洋参分别洗干净,烘干,共研细粉,与黑芝麻粉、陈粟米粉入罐,密封收贮待用。

【用法】每次1包(30克),放入一个大碗中,用沸水冲调成糊,温热食之。每日2次。

【功效】补益肝肾,生津止渴,滋补肺阴。适用于糖尿病并发支气管哮喘、慢性支气管炎患者。

方17：西洋参石斛鸭汤

【配方】西洋参2小片,老鸭1只,石斛100克,冬瓜(连皮)500克,眉豆、荷梗(鲜)150克,生姜2片,大枣数枚。

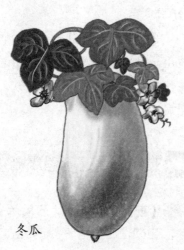

冬瓜

【做法】冬瓜切大块,老鸭剥净去内脏。石斛、眉豆、荷梗、生姜、大枣洗净。煮滚适量水,放入全部用料。大火再煮滚后,改用小火煲2小时,调味供用。

【用法】每日1剂,早晚餐,吃鸭肉喝汤。

【功效】清肺养胃,化痰止咳。适用于糖尿病并发肺结核,中医辨证属肺胃阴虚、虚火上炎者,症见气短乏力,口干咽燥,大便干结,舌质红,脉细而数。

方18：虫草甲鱼汤

【配方】冬虫夏草、海带各10克,甲鱼500克,生晒参2克,香菇10朵,薏苡仁5克,山药6克,精盐3克,姜片15克,鸡汤适量。

【做法】先将甲鱼宰杀,洗净,切块,海带泡发洗净切段,香菇洗净,然后加其他原料一并入锅,加水和调料,隔水蒸熟服食。

【用法】喝汤吃甲鱼肉。

【功效】养阴益肾。适用于糖尿病并发肺结核,中医辨证属肾阴亏虚者,症见口干舌燥,头昏耳鸣,潮热盗汗,腰膝酸软。

方19：鲍鱼汤

【配方】鲍鱼150克,精盐少许。

【做法】先将鲍鱼洗干净，切成小块，同适量精盐一起放入砂锅中，加水适量，置于大火上烧至肉烂即成。

【用法】吃肉喝汤，每5天吃1次。

【功效】滋阴清热，补肝明目。适用于糖尿病并发肺结核，中医辨证属肝肾阴虚者，症见潮热盗汗，咳嗽，骨蒸劳热。

糖尿病性高血压防治方

在中医学文献中，糖尿病被称为"消渴病"，而高血压表现为"眩晕"、"头痛"等。糖尿病合并高血压的病因与体质因素、饮食不节、情志失宜、高年劳倦、外感邪毒、药石所伤等密切相关，发病与肝、肾、脾胃等脏腑功能失调有关。根据本病的发病机制，近年来相关医学文献大多根据其临床症状，选用活血化瘀、益气养阴、滋阴潜阳的中药，采用内服、食疗等方法治疗。

方1：枸杞子寄生茶

【配方】枸杞子30克，桑寄生60克。

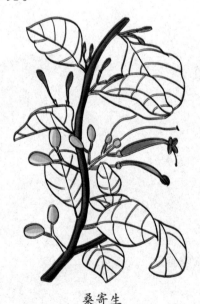

桑寄生

【做法】上药加水适量煎煮，去渣取汁。

【用法】每日1剂，分2次服。

【功效】滋补肝肾。适用于糖尿病性高血压属肝肾阴虚者。

方2：杜仲生地黄汤

【配方】杜仲15克，生地黄30克。

【做法】上药加水适量煎煮，去渣取汁。

【用法】每日1剂，分2次服。

【功效】滋补肝肾。适用于糖尿病性高血压属肝肾阴虚者。

方3：天麻朱茯神饮

【配方】天麻、栀子、黄芩、杜仲、益母草、桑寄生、首乌藤、朱茯神各9克，川牛膝、钩藤（后下）各12克，石决明（先煎）18克。

【做法】上药加水适量煎煮，连煎2次，将2次药汁合并。

【用法】每日1剂，分早晚服。

【功效】平肝熄风，清热活血，补肝益肾。适用于糖尿病性高血压属肝阳偏亢，肝风上扰者，症见糖尿病性高血压兼头晕头痛、面红目赤、急躁易怒、溲赤便秘、口渴咽干、少寐多梦、舌红苔薄黄、脉弦数等。

方4：二仙汤

【配方】仙茅、淫羊藿、巴戟天、当归各9克，黄柏、知母各6克。

【做法】上药加水适量煎煮，连煎2次，将2次药汁合并。

【用法】每日1剂，分2次服。

【功效】育阴助阳。适用于糖尿病性高血压属阴阳两虚型，症见糖尿病性高血压兼头晕头痛，心悸耳鸣，失眠多梦，五心烦热，腰膝酸软，后背恶寒，四肢欠温，夜尿频多，舌淡胖有裂纹，苔白，脉沉细或弦细。

方5：自拟糖脉平

【配方】黄芪40克，生地黄、白芍、牛膝、夏枯草各15克，玄参、葛根各20克，麦冬、龟甲胶各12克，羚羊角粉6克，黄连9克。

【做法】上药加水适量煎煮，连煎2次，将2次药汁合并。

【用法】每日1剂，分2次服。

【功效】滋补肝肾，平肝潜阳。适用于糖尿病性高血压属肝肾阴虚、肝阳上亢型，症见糖尿病性高血压兼干渴多食，乏力消瘦，小便频数、尿量增多，头昏头晕，心烦胸闷，舌质红、苔少或干。

方6：滋阴降压方

【配方】生地黄、沙参、首乌藤各12克，天冬、白芍、天麻、钩藤、菊花、石决明各9克，酸枣仁15克。

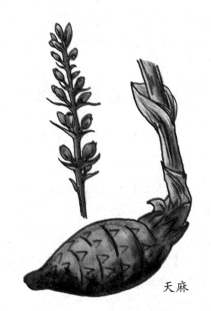

天麻

【做法】上药加水适量煎煮，连煎2次，将2次药汁合并。

【用法】每日1剂，分2次服。30日为1个疗程。服药1～2个疗程。

【功效】滋阴清热，养血安神，降压。适用于糖尿病合并高血压患者。

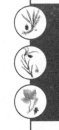

方7：加味镇肝熄风汤

【配方】生赭石、怀牛膝、泽泻各30克，生龙骨、生牡蛎、生白芍、天冬、玄参、葛根各15克，川楝子、黄芩、天麻各10克。

【做法】上药加水适量煎煮，连煎2次，取煎液300毫升。

【用法】每日1剂，分2~3次服用。15天为1个疗程。

【功效】镇肝熄风，滋阴潜阳。适用于Ⅱ型糖尿病性高血压属肝肾阴虚、肝阳偏亢型，症见糖尿病性高血压兼见头晕伴头胀痛、烦躁、腰痛、舌红、苔少、脉沉细等。

方8：菊地豨莶草汤

【配方】野菊花、生地黄各15克，豨莶草30克。

【做法】上药加水适量煎煮，去渣取汁。

【用法】每日1剂，分2次服。

【功效】平肝潜阳，祛湿解毒。适用于糖尿病性高血压属肝阳上亢而头痛眩晕者。

方9：加减钩藤汤

【配方】生地黄、熟地黄、玄参、枸杞子、女贞子、菊花、钩藤、牛膝各15克，生牡蛎（先煎）、石决明（先煎）各30克。

【做法】上药加水适量煎煮，连煎2次，将2次药汁合并。

【用法】每日1剂，分2次服。

【功效】滋阴潜阳，降糖降压。适用于糖尿病性高血压属肝肾阴虚、肝阳上亢而头痛眩晕者。

方10：僵蚕胆星饮

【配方】白僵蚕15克，胆南星、五味子各6克。

【做法】上药加水适量煎煮，连煎2次，将2次药汁合并。

【用法】每日1剂，分2次服。

【功效】祛风化痰。适用于糖尿病并发高血压属痰热上扰者。

方11：芹菜苦瓜汤

【配方】芹菜500克，苦瓜60克。

【做法】上2味同煮汤饮用。或用芹菜250克、苦瓜30克，用沸水烫2分钟，切碎绞汁。

【用法】第1种制法随量服用；开水冲服者每日1剂，连服数日。

【功效】平肝清热。适用于糖尿病性高血压属肝阳上亢者。

方12：车前玉米粥

【配方】车前子15克，玉米粉、

粳米各50克。

【做法】车前子水煎去渣，入粳米煮粥，玉米粉用冷水融化调入粥内煮熟即可。每日1次，供早餐食用。

【功效】清肝明目，利水通淋。适用于糖尿病性高血压属下焦湿热者。

方13：鸡肉油菜

【配方】鸡脯肉350克，油菜300克，枸杞子25克，精盐、鸡精、胡椒面、清汤、葱、姜、淀粉、鸡蛋、玉米粉各适量。

【做法】枸杞子用温水泡胀，油菜去其嫩心改刀，沸水烫过后过凉水捞出，整齐地摆在案板上，菜头部分抹上蛋黄糊（用蛋清和玉米粉调成），再将鸡脯肉用刀背砸成茸状后加入姜葱水和精盐调匀抹在菜心上，撒上少许精盐和味精，上笼蒸透蒸熟，取出码在菜盘中。然后将锅上火注入清汤，加入精盐、鸡精、胡椒粉、枸杞子，用淀粉勾芡浇在菜心上即成。

【用法】佐餐食用。

【功效】滋阴补肾。适用于糖尿病、高血压患者。

方14：冬瓜玉米须汤

【配方】带子冬瓜300克，玉米须、精盐各适量。

【做法】将冬瓜洗净，将冬瓜皮、肉、子分开，并将冬瓜子剁碎，玉米须洗净，一起放入锅中加入750毫升水，煮开后改小火再煮20分钟，调入精盐，滤渣取汁，冬瓜肉亦可进食。

【用法】佐餐食用。

【功效】清热利尿。适用于糖尿病性高血压患者。

方15：玉米须炖蚌肉

【配方】玉米须50克，蚌肉200克。

【做法】将上述2药放瓦锅内，加适量水，小火煮至烂熟。

【用法】隔日食1次。

【功效】清热解毒，平肝利水。适用于高血压、糖尿病以及尿路感染、急性肾炎水肿等症患者。

糖尿病性高脂血症防治方

糖尿病性高脂血症可归属于中医学"痰浊"、"血瘀"等范畴,是本虚标实证,肝、脾、肾虚为本,痰浊、血瘀为标。患者多嗜食肥甘,脾运失健,水谷精微不能升清,而成痰浊。血瘀、痰浊胶着,气机阻滞,影响津液正常输布,使消渴证加剧,从而导致高脂血症等变证。治疗多从扶正祛邪着手,扶正固本重在脾、肾,以恢复其气化功能;化瘀祛痰,重视给邪出路。同时改善膳食结构,限制脂肪摄入,尤其是饱和脂肪酸的摄入;增加膳食纤维含量,多食蔬菜、水果及鱼类;戒烟、限酒,控制盐的摄入。

方1: 自拟九味降脂汤

【配方】制何首乌、泽泻、葛根各30克,女贞子、枸杞子、茵陈、海藻、桃仁各15克,水蛭3克。

【做法】上药加水适量煎煮,连煎2次,将2次药汁合并。

【用法】每日1剂,分早晚温服。

【功效】养阴益肾,祛瘀化浊。适用于Ⅱ型糖尿病合并高脂血症。

方2: 清化消瘀方

【配方】黄芪20克,党参、马齿苋、生何首乌各15克,山楂、黄芩、虎杖、泽泻、青蒿、白术各10克,大黄(酒制)5克,丹参9克。

【做法】上药加水适量煎煮,连煎2次,将2次药汁合并。

【用法】每日1剂,分2次服。

【功效】活血化瘀,清热利湿。适用于Ⅱ型糖尿病合并高脂血症属湿热内蕴型,症见头身沉重,胀痛胸

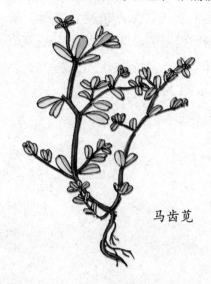

马齿苋

闷，腹胀脘痞，大便干结或便溏不爽，舌红苔黄腻，脉濡数或滑数。

方3：降脂饮

【配方】丹参、草决明各25克，川芎、郁金、茵陈、泽泻、麦芽、木香各15克，山楂、何首乌各20克。

【做法】上药加水适量煎煮，连煎2次，将2次药汁合并。

【用法】每日1剂，分早晚温服。

【功效】活血化瘀，清热祛湿。适用于糖尿病性高脂血症。

方4：活血降脂方

【配方】郁金、鸡血藤、虎杖各12克，大黄6克，蒲黄10克，水蛭5克。

【做法】上药加水适量煎煮，连煎2次，取汁300毫升。

【用法】每日1剂，分早晚温服。30日为1疗程。

【功效】大黄味苦，性寒，泻热毒，破积滞，引瘀血；郁金行气解郁，凉血破瘀；蒲黄味甘、辛，性凉，凉血止血，活血消瘀；虎杖味苦，性寒，具有清热解毒、活血化瘀的功效；水蛭味咸、苦，性平，具有破血逐瘀、攻坚散结、化浊通络之功。诸药合用，共奏活血化瘀、通络降脂之功。

方5：活血益气补肾汤

【配方】地龙、川芎、赤芍各10克，白术、何首乌各12克，桑葚、黄芪、丹参、山药、山楂各15克。

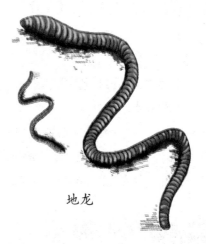

地龙

【做法】上药加水适量煎煮，连煎2次，将2次药汁合并。

【用法】每日1剂，分早晚服。

【功效】活血化瘀，健脾益气。适用于糖尿病性高脂血症属血瘀阻滞型。

方6：调脂汤

【配方】黄芪30克，苍术、生蒲黄、海藻、丹参、虎杖各9克。

【做法】上药加水适量煎煮，连煎2次，将2次药汁合并。

【用法】每日1剂，混匀后分早晚服。

【功效】益气健脾，祛湿化痰。适用于糖尿病性高脂血症。

方7：活络降脂汤

【配方】生地黄、鬼箭羽、丹参、女贞子各30克，牡丹皮、黄连、莱菔子、泽泻、生山楂各15克，陈皮10克。

【做法】上药加水适量煎煮，连煎2次，将2次药汁合并。

【用法】每日1剂，分早晚服。

【功效】清热凉血，化瘀降浊。适用于糖尿病合并高脂血症属痰热内蕴型，症见胸闷腹胀，痞满呕恶，舌红，苔黄腻，脉滑数或濡数。

方8：大柴胡汤

【配方】柴胡15克，黄芩、芍药、半夏、枳实各9克，生姜15克，大黄6克，大枣12枚。

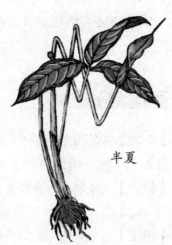

半夏

【做法】上药加水适量煎煮，连煎2次，将2次药汁合并。

【用法】每日1剂，分2次服。

【功效】清肝泄热，化痰和胃。适用于糖尿病性高脂血症属肝胃郁热型，症见往来寒热、形体肥胖、少气乏力、急躁易怒、胸胁或脘腹胀满、消谷善饥或不思饮食、口干苦、心烦喜呕、便秘、舌红、苔黄、脉弦滑或数等。

方9：金匮肾气丸

【配方】干地黄240克，山药、山茱萸各120克，泽泻、茯苓、牡丹皮各90克，桂枝、附子各30克。

【做法】上药共研细末，水泛和丸，如梧桐子大。

【功效】温肾助阳。适用于糖尿病性高脂血症属肾阳不足型，症见多饮，多尿，腰痛酸软，舌淡而胖，脉虚弱，齿部沉细。

方10：荷叶去脂茶

【配方】荷叶、山楂、乌梅、麦芽各10克。

【做法】上4味药加水煎约40分钟，取上清汁。

【用法】代茶频饮。

【功效】荷叶味苦、辛、微涩，性凉，清香升散，具有消暑利湿的作用；山楂健胃消食，活血化瘀；乌梅生津止渴；麦芽消积健脾。本方适用于糖尿病性高脂血症。

方11：茵陈五苓散

【配方】茵陈末4克，白术、赤茯苓、猪苓各9克，桂枝（去皮）6克，泽泻15克。

【做法】上药共研细末备用。

【用法】空腹用米汤送下。

【功效】祛湿，清热，健脾。适用于糖尿病性高脂血症属湿热内蕴型。

方12：玉米刺梨粥

【配方】玉米（鲜）30克，粳米60克，刺梨15克。

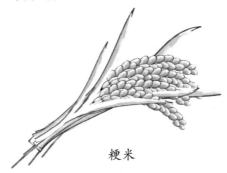

粳米

【做法】将玉米洗净，刺梨去皮，洗净，切片，粳米洗净；把全部用料一起放入锅内，加清水适量，小火煮成稀粥，调味即可。

【用法】随量食用。

【功效】补中健脾，开胃消食。适用于糖尿病合并高脂血症。另冠心病、高血压病、高脂血症属脾虚者，症见食欲不振、饮食减少、胸闷心悸、肢体麻木、小便不利或下肢水肿

均可食用本方。

方13：南瓜茶

【配方】鲜南瓜250克（或南瓜粉30克）。

【做法】鲜南瓜切小块，或用干南瓜研粗末，取50克，加水煎，取汁置保温瓶中。

【用法】不拘时频饮。每日1剂。

【功效】补中益气。适用于糖尿病、高血压、高脂血症患者。

方14：泽泻粳米粥

【配方】泽泻粉10克，粳米50克。

【做法】先将粳米加水500毫升，煮粥；待米开花后，调入泽泻粉，改用小火稍煮数沸即可。

【用法】每日2次，温热服食。3日为1个疗程。可间断食用。

【功效】健脾渗湿，利水消肿。适用于糖尿病合并高脂血症。

方15：麦麸南瓜粥

【配方】青嫩南瓜250克，麦麸、粟米各50克。

【做法】把嫩南瓜洗净，切成小块，放入有水的锅中，煮至六成熟时，加入洗净的粟米，煮沸后，加麦麸，拌匀，粟米熟烂即可。

【用法】每日2次分食。

【功效】滋阴补肾，健脾止渴。对糖尿病、动脉硬化症、高血压病、高脂血症、肥胖症等均有疗效。

方16：紫菜白萝卜汤

【配方】白萝卜250克，紫菜15克，橘皮2片，精盐少许。

【做法】将白萝卜洗净切丝，紫菜、橘皮分别洗净剪碎；一同放入锅内，加水以小火煮至萝卜熟，加盐调味即可。

【用法】每日1次，连食数日。

【功效】补虚行气，健脾祛湿。适用于糖尿病并发高脂血症患者。

糖尿病性便秘防治方

本病属于消渴并病"便秘"等范畴。其中医病名可称为消渴病便秘。其基本病机多为消渴日久，阴液亏虚，燥热偏盛，肠失濡润，或消渴日久，肺脾气虚，大肠传导无力，糟粕内停而化燥，则致大便秘结。其临床表现为顽固性便秘或间歇性便秘，可有明显的结肠扩张及粪块填塞，严重者可伴有不完全性肠梗阻。中医临床根据整体观念和辨证施治的原则，可同时兼顾糖尿病和便秘的病因病机，从而改善其症状，并能在一定程度上防止其复发。

方1：麻子仁丸

【配方】麻子仁、大黄（去皮）各500克，芍药、枳实（炙）、厚朴（炙，去皮）、杏仁（去皮、尖，熬，别作脂）各250克。

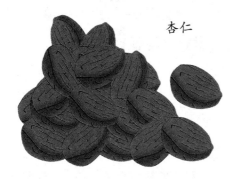

杏仁

【做法】上6味药，水泛为丸，如梧桐子大。

【用法】每次10丸，每日3次，逐渐加量，以软便易排为度。

【功效】麻子仁丸具有润肠泄热、行气通便之功效。主治因肠胃燥热、脾津不足、气机受阻所致的脾弱证，症见肠胃燥热，津液不足，大便秘结，小便频数，脘腹胀痛，口渴口臭，舌红苔薄黄，脉数。

方2：桃仁承气汤

【配方】大黄、桃仁（去皮、尖）各12克，桂枝（去皮）、甘草（炙）、芒硝各6克。

【做法】上5味药，以水700毫升，煮前4味药，取300毫升，去渣，纳芒硝，再上火煮沸，下火。

【用法】空腹时温服100毫升，每日分3次服。

【功效】泄泻通下，逐瘀活血。

适用于Ⅱ型糖尿病血糖控制不良之便秘者，症见糖尿病便秘，伴有少腹不适、小便正常。

方3：理中汤

【配方】人参、干姜、白术、甘草（炙）各30克。

【做法】上药加水适量煎煮，连煎2次，将2次药汁合并。

【用法】温服，每日3次。

【加减】若脐上筑者，肾气动也，去白术，加肉桂20克；吐多者，去白术，加生姜15克；下多者，还用白术；悸者，加茯苓10克；渴欲得水者，加白术15克；腹中痛者，加人参6克；寒者，加干姜6克；腹满者，去白术，加附子1枚。

【功效】温中祛寒，补益脾胃。适用于糖尿病属中焦虚寒、运传失常而致的脾虚便秘，症见便秘难出、腹痛纳差、口淡乏味、神疲面黄等。

方4：济川煎

【配方】当归15克，肉苁蓉9克，牛膝6克，泽泻5克，升麻、枳壳各3克。

【做法】用水220毫升，煎至180毫升即可。

【用法】空腹时温服。

【功效】温补脾肾，润肠通便。

适用于糖尿病性便秘属脾肾阳虚型，症见便干或不干，排出困难，小便频数清长，面色白，四肢不温，腹中冷痛，或腰膝酸冷，舌淡苔白，脉沉迟。

方5：补肾润燥方

【配方】沙苑子、黄精、玉竹、知母、川芎、丹参、荔枝核、莱菔子、枳实、厚朴、连翘、菟丝子各10克，天花粉15克，绞股蓝、玄参、生白术、当归、生地黄各20克。

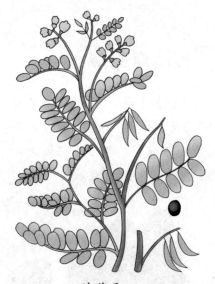

沙苑子

【做法】上药加水适量煎煮，连煎2次，将2次药汁合并。

【用法】每日1剂，分早晚温服。

【功效】补益脾肾，滋阴生津，行气活血。适用于糖尿病性便秘，症见糖尿病兼便秘难排，口干口渴，渴欲饮水，舌红少苔。

方6：柴胡舒肝散

【配方】柴胡、陈皮（醋炒）各6克，川芎、芍药、枳壳（麸炒）、香附各4.5克，甘草（炙）1.5克。

【做法】上药加水适量煎煮，连煎2次，将2次药汁合并。

【用法】每日1剂，分2次服。

【功效】疏肝理气，导滞通便。适用于糖尿病性便秘属肝郁脾虚型，症见排便困难、大便干结、嗳气频作、肋腹痞闷胀满、舌苔黄腻、脉弦等。

方7：益气增液汤

【配方】黄芪30克，白术、枳实、厚朴各10克，麦冬、玄参、熟地黄、火麻仁各20克，肉苁蓉15克，甘草5克。

【做法】上药加水适量煎煮，连煎2次，取汁300毫升。

【用法】每日1剂，早晚餐后各服150毫升。14天为1个疗程。

【功效】益气养阴，润肠通便。适用于糖尿病性便秘属气阴两虚型，症见糖尿病兼便秘难排、便后乏力、汗出气短、面白神疲、肢倦懒言等。

方8：益气健脾滋阴润肠方

【配方】党参、太子参、黄芪、当归各15克，白术25克，怀山药、厚朴、枳壳、生地黄、牛膝、制首乌、麻仁各10克，甘草6克。

【做法】上药加水适量煎煮，连煎2次，将2次药汁合并。

【用法】每日1剂，水煎取汁150毫升，分2次服。7日为1个疗程。

【加减】气虚者黄芪加至30克，并加升麻10克；血虚者加桑葚、肉苁蓉各10克；阴虚甚者再加玄参、北沙参各15克；阳虚者加肉桂10克。

【功效】益气增液，润肠通便。适用于糖尿病性便秘者，症见糖尿病兼排便时间延长，3～5日或6～7日才能大便1次，伴有大便燥结、排便困难、腹胀等。

方9：茯苓丸

【配方】玄参、麦冬、生地黄、茯苓、当归、桃仁各15克，生大黄8克，芒硝6克，白术20克，黄芪、太子参各30克，枳实12克。

【做法】上药制成丸剂。

【用法】每次6克，每日2次。排便通畅后改为每次3克，每日2次。同时合用降糖药物并根据血糖调整药物用量。

【功效】益气养阴，清热通便。适用于糖尿病性便秘属气阴两虚型，症见排便时间延长，每次排便间隔在72小时以上，大便干结，排便费力，伴有口干乏力、舌质淡红、苔少或苔薄黄、脉细等。

方10：自拟健脾理肺汤

【配方】生白术30克，紫菀、肉苁蓉各15克，枳壳10克，升麻6克。

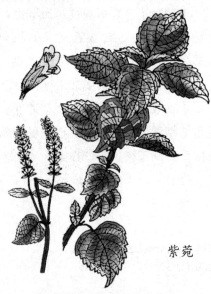

紫菀

【做法】上药加水适量煎煮，连煎2次，将2次药汁合并。

【用法】每日1剂，分2~3次服。

【功效】健脾理肺，运肠通便。适用于糖尿病性便秘。

方11：苁蓉羊肉汤

【配方】羊肉200克，肉苁蓉、续断各12克，绿豆5克，酱料、姜片、精盐各适量。

【做法】羊肉洗净，切块；绿豆洗净，沥干；羊肉块放锅内加清水煮

沸，再放绿豆煮15分钟，将绿豆和汤水一起倒掉，去除羊肉的膻味；锅内再加清水、肉苁蓉、续断和酱料、姜片烧煮10分钟，再转小火煨至羊肉烂熟，加精盐调味即可。

【用法】作为主餐食用。

【功效】温阳益气，润肠通便。适用于糖尿病合并便秘属脾肾阳虚型。

方12：黄芪鹌鹑汤

【配方】黄芪15克，白术12克，净鹌鹑3只，生姜3片，调料适量。

【做法】将黄芪、白术洗净切碎，塞入鹌鹑腹内，用线缝合后与生姜一起放入锅内，加清水适量，用大火煮沸后，改用小火炖90分钟，调味即可。

【功效】补中益气，健脾止泻。适用于糖尿病合并便秘。

方13：麻仁润肠汤

【配方】麻子仁15克，白芍、枳壳、杏仁、陈皮、广木香各10克，大黄、厚朴各6克。

【做法】上药加水适量煎煮，连煎2次，将2次药汁合并。

【用法】每日1剂，分2次服。4周为1个疗程。

【功效】润肠通便，泄热行气。适用于Ⅱ型糖尿病反复发作、持续不

愈之习惯性便秘。

方14：黑芝麻粳米粥

【配方】黑芝麻50克，粳米100克。

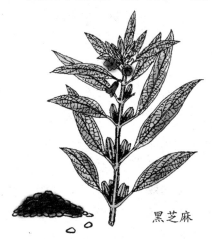
黑芝麻

【做法】将黑芝麻洗净，去水备用；将粳米洗净，入铁锅加适量水煮开，再加入黑芝麻继续用小火慢熬，至粳米烂、汤黏稠为好。

【用法】佐餐食，每日1～2次。

【功效】粳米有补脾养胃、强壮、滋养或缓泻等功能，对增强中老年人的机体内脏功能和免疫能力均有裨益；黑芝麻具有补肝肾、润五脏、滋养通便之功效，且可乌发、增发，抗衰老，防止动脉粥样硬化，降血糖，增加肝脏及肌肉中糖原含量等作用。此粥能治便秘、补肾、明耳目。

方15：柏子仁粥

【配方】柏子仁15克，粳米100克。

【做法】先将柏子仁去皮、壳、杂质，捣烂，同粳米煮粥稍煮沸即可。

【用法】每日服2次，2～3天为1个疗程。

【功效】润肠通便，养心安神。适用于糖尿病属阴血亏虚者，症见心烦不眠，怔忡惊悸，肠燥便秘。

方16：沙参鲫鱼汤

【配方】北沙参30克，豆腐、活鲫鱼各250克。

【做法】先将北沙参冲洗干净后，装入布袋扎好备用。再将鲫鱼去鳞，剖肚去内脏，洗净，用植物油煎至两面黄后备用。再将豆腐切成小块放入砂锅中，把鱼和沙参一起放入锅内，加水适量。然后将砂锅放在大火上烧沸，改用小火炖30分钟，煮至汤成乳白色时，加精盐少许调味即可。

【用法】吃豆腐和鱼，喝汤，连食3日。

【功效】养阴和胃。适用于糖尿病并发便秘属阴虚胃弱者，症见口干舌燥，大便干结，胃脘胀满，形体消瘦。

方17：玉竹猪肉汤

【配方】玉竹30克，猪瘦肉120克，精盐、味精各适量。

【做法】先将猪瘦肉洗干净，切成块状，放入砂锅中。将玉竹择洗干净后放入砂锅中，加水适量。再将砂锅置于大火上烧沸，用小火煮2小时，加入精盐、味精调味即成。

【用法】喝汤吃肉，每日2次。

【功效】养阴生津。适用于糖尿病并发大便秘结属阴虚津亏者，症见大便秘结，口干舌燥，烦渴多饮，舌质红，苔黄，脉滑数。

方18：百合银耳粥

【配方】百合、银耳（干）各50克，粳米30克。

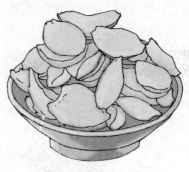

百合

【做法】将银耳泡开备用；先煮百合、粳米成粥备后，放入银耳加生水少许煮开即可食用。

【用法】佐餐食用。

【功效】滋阴清热，润肺止渴。适用于糖尿病口干舌燥、干咳无痰、毛发不荣、大便干、小便黄者。

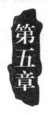

第五章

茶酒降血糖，
胜似医生开药方

糖尿病患者除应坚持药物治疗外，经常用中药泡茶、泡酒，这些对于症状的缓解有很大的好处。

休闲降糖茶，简单效果好

　　杯中自有健康，选对饮品能让你喝出健康。随着生活水平的提高，人们选用饮品时，更注重从健康和提高生活品质的角度出发。选对了，那吃吃喝喝也能保健康。

方1：苦瓜茶

【配方】鲜苦瓜1根，茶叶50克。

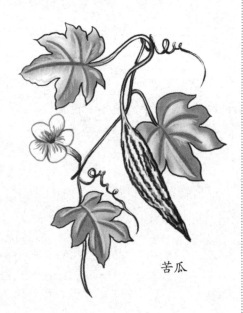

苦瓜

【做法】将鲜苦瓜在上1/3处截断，去瓤，放入茶叶后，用竹签插合，并以细线扎紧，挂通风处阴干；苦瓜干后，外部用洁净纱布以温开水擦净，连同茶叶切碎，混合均匀；每次取10克，放入有盖杯中，用沸水冲泡，加盖，30分钟后即可饮用。

【用法】随量饮用。

【功效】清热利尿，明目利尿。适用于各类糖尿病，对青少年、中老年糖尿病合并肥胖症、视网膜病变、皮肤症者也有一定的疗效。

方2：山楂荷叶茶

【配方】鲜山楂20克，荷叶10克。

【做法】先将鲜山楂、荷叶择洗干净，晾干后备用；将山楂切成薄片，荷叶切成细丝，临用时煎水或开水冲泡即可服用。

【用法】随量饮用。

【功效】本茶具有化积散瘀之功效。含黄酮类、苷类、有机酸、内酯、糖、蛋白质、维生素C、脂肪、荷叶碱等成分。适用于糖尿病并发冠心病、高脂血症属食积瘀滞型。

方3：玉米须茶

【配方】玉米须50克。

【做法】将采收的新鲜玉米须，放入清水中漂洗干净，晒干或烘干，切碎，装入洁净纱布袋，扎口，放入大茶杯中，用沸水冲泡，加盖，闷15分钟即可饮用。

【用法】随量饮用。

【功效】解毒泄热，平肝利尿。适用于各类糖尿病，对中老年糖尿病并发高血压患者尤为适宜。

方4：乌梅茶

【配方】乌梅15克。

【做法】将乌梅洗净；将其放在茶杯内或茶壶内，用开水浸泡；加盖，闷15分钟即可饮用。

【用法】随量饮用。

【功效】敛肺止咳，生津止渴，涩肠止泻。适用于糖尿病患者。

方5：天麻橘皮茶

【配方】天麻10克，鲜橘皮20克。

【做法】天麻、鲜橘皮水煎代茶饮。

【用法】随量饮用。

【功效】平肝潜阳，理气和中。此茶含香荚兰醇、香荚兰醛、苷类、天麻素、右旋柠檬烯、枸橼醛、柑橘素等，有镇静、抗惊厥、降压的作用。适用于糖尿病性高血压属肝阳上亢者。

方6：小麦大枣茶

【配方】淮小麦15克，大枣6克，炙甘草、蝉蜕各3克。

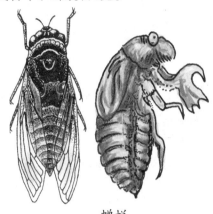

蝉蜕

【做法】以上4味加清水同煮汤。

【用法】随量饮用。

【功效】清心热，健脾胃。适用于小儿夜啼、糖尿病患者。

方7：葛麦五味茶

【配方】葛根20克，麦冬、五味子、天花粉各10克。

【做法】将葛根、麦冬、五味子和天花粉分别洗净，晒干或烘干，共研成粗末，一分为二，装入绵纸袋中，挂线封口，备用。

【用法】冲茶饮，每日2次，每次1袋，放入杯中，用沸水冲泡，加盖闷15分钟后即可频频饮用。一般每袋可连续冲泡3~5次，当日饮完。

【功效】生津止渴。适用于燥热伤肺型糖尿病患者。

方8：白萝卜茶

【配方】白萝卜100克，茶叶5克，精盐少许。

【做法】茶叶用沸水冲泡5分钟，取茶水备用；将白萝卜洗净切成片，放入锅中，加水煮烂，加入精盐、茶汁即可。

【用法】随量饮用。

【功效】清热解毒。适用于糖尿病患者。

方9：降压茶

【配方】罗布麻叶6克，山楂15克，五味子5克。

【做法】以上3味用开水冲泡代茶饮。

【用法】随量饮用。

【功效】降压利尿，活血安神。此茶含罗布麻苷、罗布麻甲素、月桂酸、罗布麻乙素、五味子素、五味子醇、去氧五味子素、黄酮类化合物、三萜类化合物、多种果酸、果胶等，有扩张冠状动脉、扩张血管、降低血压的作用。适用于糖尿病性高血压属肝阳上亢者。

方10：枸杞茶

【配方】枸杞子、干面、江茶、香油、精盐各适量。

【做法】深秋摘熟透枸杞子，用干面拌和成剂，擀作饼样，晒干，研为细末。

【用法】将细末加入大茶壶内，加入热开水，10分钟后便可饮用。

【功效】明目，滋阴。适用于糖尿病患者。

方11：姜茶

【配方】生姜、绿茶各9克。

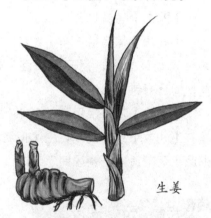

生姜

【做法】将生姜、绿茶用沸水冲泡，盖上盖闷几分钟即成。

【用法】随量饮用。

【功效】本茶具有芳香化湿、止泻之功效。含挥发油、姜辣素、多种氨基酸、粗纤维、叶绿素、咖啡碱、茶碱、烟酸、叶酸、多种矿物质，有降血糖、降血脂、抑菌、杀菌、溶解脂肪、促进消化吸收作用而兼具止泻作用。适用于糖尿病性腹泻属寒湿者。

方12：石榴茶

【配方】石榴叶60克，生姜15克，精盐4克。

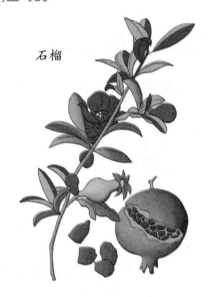

石榴

【做法】以上3种原料同炒黑，水煎取汁代茶饮。

【用法】频频饮用。

【功效】本茶具有健脾胃、涩肠止泻之功效。含挥发油、姜辣素、多种氨基酸、石榴素等，有抗菌、促进消化吸收及抑制胃肠运动的作用。适用于糖尿病性腹泻属脾胃虚弱者。

方13：杏菊饮

【配方】杏仁（去皮尖打碎）、

菊花各6克。

【做法】开水沏泡，或煎煮几沸即可。

【用法】随量饮用。

【功效】祛风清热，平抑肝阳。适用于风热头痛，素体肝热偏盛易患头目作痛及眩晕者；阴虚阳亢、火热偏盛之中风；风热感冒；糖尿病伴高脂血症。

方14：人参玉竹茶

【配方】生晒参1克，玉竹、麦冬各15克。

【做法】将生晒参洗净，晒干或烘干，研成极细末；将玉竹、麦冬分别洗净，晒干或烘干，共研细末，与人参粉混合均匀，一分为二，装入绵纸袋中，挂线封口备用。

【用法】随量饮用。

【功效】滋阴益胃，生津止渴。适用于阴阳两虚型糖尿病。对中老年长期劳损过甚、形体羸瘦者尤为适宜。

方15：玉竹速溶饮

【配方】玉竹250克，生甘草粉25克。

【做法】玉竹加水煎煮3次，合并滤液，小火熬至浓稠，拌入生甘草粉吸净药汁，搅匀，晒干，压碎，装瓶备用。

【用法】冲服，随量饮用。

【功效】补益心阴。适用于心力衰竭。亦可用于糖尿病、风湿性心脏病、肺心病等。

方16：洋参生麦茶

【配方】西洋参2克，生地黄20克，麦冬15克。

【做法】将西洋参洗净，晒干或烘干，研成极细末，备用；将生地黄、麦冬洗净，晒干或烘干，共研细末，与西洋参细末充分混合均匀，一分为二，装入绵纸袋中，挂线封口，备用。

【用法】冲茶饮，每日2次，每次1袋，放入杯中，用沸水冲泡，加盖，闷15分钟后即可频频饮用。一般每袋可连续冲泡3～5次，当日饮完。

【功效】益气养阴，生津止渴。适用于阴阳两虚型糖尿病患者，对中老年气阴不足、津液耗损所致糖尿病患者尤为适宜。

方17：枸杞五味茶

【配方】枸杞子、五味子各40克，食醋500毫升。

【做法】五味子先用食醋泡透，再用小火炒熟，把枸杞子剪成两半，

与炒过的五味子一同放入保温杯内备用。

【用法】用开水冲泡，加盖闷泡2～3天，频频饮用。

【功效】滋阴润肺，益气生津，补肾养肝，健脾和胃。适用于糖尿病、小儿夏季低热、食欲不振、身体虚弱、体重减轻。

方18：苹果胡萝卜汁

【配方】苹果、胡萝卜各400克，包心菜200克。

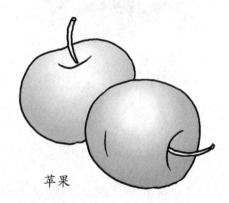

苹果

【做法】苹果、胡萝卜洗净去皮，包心菜洗净，同用果汁机榨汁，取上汁即可。

【用法】随量饮用。

【功效】生津止渴，滋阴润肺。适用于糖尿病口渴多饮者。

方19：番石榴茶

【配方】干番石榴100克。

【做法】干番石榴洗净捣烂，加

水400毫升，煎至200毫升，去渣。

【用法】代茶饮。

【功效】生津止渴。适用于糖尿病患者。

方20：甘草银耳枸杞饮

【配方】生甘草5克，银耳50克，枸杞子10克。

【做法】银耳泡发撕成小朵，与枸杞子、甘草加水同煮。

【用法】随量饮用。

【功效】滋阴和胃，益气护肝。适用于糖尿病、慢性胃炎、脂肪肝患者。

方21：芦笋茶

【配方】芦笋罐头1听，麦冬15克。

【做法】将麦冬洗净，切成薄片，晒干或烘干备用；将芦笋罐头启开后取出30克切成片，并倒出芦笋汁液，与麦冬片同入杯中，用沸水冲泡，加盖，闷15分钟即成。

【用法】随量饮用。

【功效】清热解毒，生津止渴。适用于燥热伤肺、胃燥津伤型糖尿病。

方22：沙苑枸杞茶

【配方】沙苑子、枸杞子各100克。

【做法】沙苑子碾碎成细末，枸杞子洗净；取10克沙苑子用纱布包好放入杯中，加入10克枸杞子，再用开水冲泡。

【用法】频频饮用。

【功效】本茶具有滋阴补阳、生津止渴之功效。含维生素A、维生素C、鞣质、脂肪油、胡萝卜素、亚油酸等。适用于阴阳两虚型糖尿病。

方23：菜花柚汁

【配方】小白菜、菜花各60克，柚子100克，精盐适量。

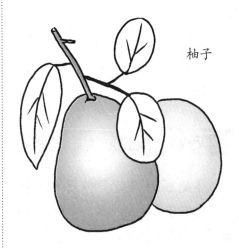

柚子

【做法】小白菜、菜花洗净，柚子去皮、内衣，加上凉开水，一起放入粉碎机内搅打成汁，加入精盐调味即可。

【用法】随量饮用。

【功效】这一果蔬汁，最突出的特点是低糖、富含维生素C。维生素C

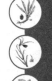

有利于人体的新陈代谢，对糖尿病患者的糖代谢有帮助。

方24：山药葛根茶

【配方】山药、葛根各15克，天花粉、麦冬各10克。

【做法】将山药、葛根、天花粉、麦冬分别洗净，晒干或烘干，研成粗末，一分为二，装入绵纸袋中，挂线封口备用。

【用法】冲茶饮，每日2次，每次1袋，放入茶杯中，用沸水冲泡，加盖闷15分钟后即可频频饮用。一般每袋可连续冲泡3～5次，当日饮完。

【功效】养阴除烦，生津止渴。适用于燥热伤肺、胃燥津伤和肾阴亏虚型糖尿病患者。

方25：绞股蓝枸杞子茶

【配方】绞股蓝、枸杞子各15克。

【做法】将绞股蓝、枸杞子分别洗净，晒干，放入大号茶杯中，用刚煮沸的水冲泡，加盖闷15分钟即可。

【用法】冲茶饮，每日2次。

【功效】滋补肝肾，清肝明目。适用于肾阴亏虚、阴虚阳浮型糖尿病，对中老年 II 型糖尿病兼有高脂血症、高血压患者尤为适宜。

方26：桑菊银楂茶

【配方】菊花、金银花、山楂各15克，桑叶10克。

【做法】上药分3～4次使用。每次以沸水浸泡。

【用法】随量饮用。

【功效】清热平肝，活血通脉。适用于糖尿病、冠心病、高血压、动脉硬化症、高脂血症患者。

方27：白豆花粉消渴茶

【配方】白扁豆30克，天花粉、黄芪各20克。

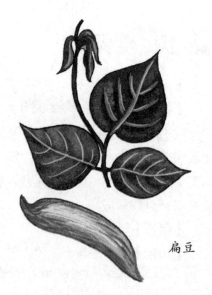

扁豆

【做法】先将白扁豆、天花粉、黄芪分别洗净，晒干或烘干，将白扁豆放入锅中，小火炒至焦黄，砸碎后，与天花粉、黄芪共研细末，一分为二，装入绵纸袋中，挂线封口备用。

【用法】冲茶饮，随量饮用。

【功效】健脾和胃，益气养阴。适用于阴阳两虚型糖尿病，对中老年脾气不足、胃阴亏虚所致糖尿病患者尤为适宜。

方28：葛根饮

【配方】牛奶50毫升，葛根粉、麦冬各9克。

【做法】将葛根、麦冬洗净放入锅内，然后用100毫升水煎30分钟，滗出汁液，再注入50毫升水煎25分钟，去除麦冬和葛根；把2次煎煮的药液和牛奶混在一起摇匀，用中火烧沸即成。

【用法】随量饮用。

【功效】发散风寒，解热生津，滋阴补肾，生津止渴。适用于糖尿病患者。

方29：生地石膏茶

【配方】生石膏60克，生地黄、山药各30克。

【做法】将石膏打碎，与生地黄、山药共同煎汤。

【用法】代茶频饮，每日1剂。

【功效】清热滋阴，解渴。此方含淀粉、蛋白质、氨基酸、维生素A、钙、铁、磷、硫酸钙等。适用于糖尿病口渴多饮、多食易饥者。

方30：冬瓜饮

【配方】冬瓜100克。

【做法】将冬瓜去蒂，切成大块；把冬瓜放入沸水锅中煮至将熟；用白纱布包好冬瓜块，挤压出汁，稍凉，可饮汁。

【用法】代茶频饮，每日1剂。

【功效】消烦止渴，解暑清热，利水下气。适用于肺胃热盛型糖尿病。

方31：桑菊绿豆茶

【配方】桑白皮30克，白菊花8克，绿豆60克。

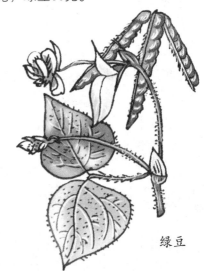

绿豆

【做法】上3味同煎。

【用法】每日1剂，分2次服。

【功效】清肺利尿，消肿。适用于糖尿病性肾病患者。

方32：竹茹饮

【配方】竹茹30克，乌梅6克，甘草3克。

【做法】将乌梅打碎，与竹茹、甘草同以水煎汤取汁服用。

【用法】每日1剂，日服3～5次。

【功效】清胃止呕，生津止渴。本品含蛋白质、氨基酸、生物碱、多种维生素、三萜酸。适用于胃热津伤之糖尿病，症见胃热呕吐、暑热烦渴者等。

方33：二冬润肺消渴茶

【配方】麦冬、天冬各10克。

【做法】将麦冬、天冬分别洗净，切成片，晒干或阴干，分成2份，混合后包好备用。

【用法】冲服，每日1剂，分2次服。

【功效】养阴润肺。适用于燥热伤肺、阴虚肺燥型糖尿病。

方34：核桃葱姜茶

【配方】核桃仁、葱白、生姜各25克，茶叶15克。

【做法】将前3种原料捣烂，同茶叶一同放入砂锅内，加水适量煎煮，去渣取汁。

【用法】代茶饮用。

【功效】本茶具有宣肺散寒解表之功效。含蛋白质、脂肪、葱蒜素、姜辣素、树脂、粗纤维、叶绿素、咖啡碱、茶碱、多种维生素、矿物质等多种成分。适用于糖尿病并发风寒型感冒，症见发热无汗、周身酸困乏力者。

方35：罗汉果茶饮

【配方】罗汉果15克。

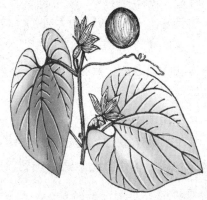

罗汉果

【做法】将罗汉果切成饮片，择量放入有盖杯中，以沸水冲泡，加盖闷15分钟后即可。

【用法】当茶频频饮用，一般可连续冲泡3～5次。

【功效】清肺止咳。适用于各类糖尿病患者，对中老年燥热伤肺、胃燥津伤型轻症糖尿病患者合并高血压患者尤为适宜。

方36：菊花山楂茶

【配方】菊花3克，山楂15克，决明子10克。

【做法】将菊花、山楂洗净，决明子洗净捣碎，共放入热水瓶中，用沸水冲泡，盖严瓶盖，浸泡30分钟即成。

【用法】代茶饮用。

【功效】本茶具有滋养肝肾之阴之功效。含菊苷、腺嘌呤胆碱、维生素A、维生素B₁、刺槐素、黄酮类化合物、蛋白质、果胶、柠檬酸、三萜类化合物、胡萝卜、大黄苷等。适用于糖尿病性视网膜病变属肝肾阴虚者。

方37：法制黑豆茶

【配方】黑豆500克，山萸肉、茯苓、当归、桑葚、熟地黄、补骨脂、菟丝子、旱莲草、枸杞子、地骨皮、黑芝麻各10克，精盐适量。

【做法】将黑豆用水浸泡30分钟，备用；将其他12种原料装入纱布袋内扎紧，放入锅内，加水适量，煎煮半小时，取出药液。如此煎煮4次，将药液合在一起。将药液、黑豆、精盐同放锅中，用小火煎煮，至豆熟液涸，取出曝晒至干，装入罐内或瓶内备用。

【用法】每次10克，用沸水冲泡代茶饮，或直接服食，以茶水送下。

【功效】本茶具有滋补肝肾、强筋壮骨之功效。含蛋白质、脂肪、矿物质、维生素等多种营养物质。适用于糖尿病患者。

方38：胖大海茶

【配方】胖大海2个。

【做法】开水冲泡，加盖，待胖大海泡发后即可饮用。

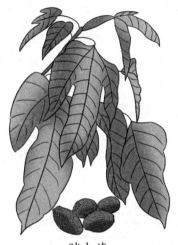

胖大海

【用法】每日1剂，分2次服。

【功效】本品甘甜可口，具有清热解毒、利咽润喉之功效。含维生素C、B族维生素、蛋白质等成分，有抗菌、消炎的作用。适用于糖尿病性扁桃体炎属风热上扰者。

方39：柿叶茶

【配方】柿叶10克。

【做法】将柿叶洗净切碎阴干，

用沸水冲泡代茶饮。

【用法】随量饮用。

【功效】本茶具有清热凉血、生津止渴之功效。含多种维生素、蛋白质。适用于上消口渴多饮者。

方40：神曲茶

【配方】神曲10克，红茶末5克。

【做法】神曲捣成粗末，入锅中微炒，勿焦，然后与红茶末混合，沸水浸泡，10分钟后即可饮用。

【用法】随饮随冲，味淡为止。

【功效】本茶具有消滞和中、开胃健脾之功效。含维生素、酶类、麦角醇、蛋白质、脂肪、生物碱等成分。适用于糖尿病并发失眠属脾胃不和者。

方41：知母花粉茶

【配方】知母、天花粉各10克，五味子5克，黄芪20克。

【做法】将知母和天花粉、五味子、黄芪分别洗净，晒干或烘干，研成粗末，装入绵纸袋中（每袋22.5克），挂线封口备用。

【用法】冲茶饮，每日2次，每次1袋，放入茶杯中，用沸水冲泡，加盖闷15分钟后频频饮用。一般可连续冲泡3~5次，当日饮完。

【功效】本品具有清热养阴、益气生津的功效。适用于肾阴亏虚、胃

燥津伤型糖尿病患者，饮茶治疗期间须控制含糖食物摄入量。

方42：玉竹乌梅茶

【配方】玉竹、北沙参、石斛、麦冬各9克，乌梅5枚。

【做法】将上述5种原料共研细末，加水适量，煎汤代茶饮。

【用法】每日1剂，分2次服。

【功效】本茶具有养阴润燥、生津止渴之功效。含维生素A、淀粉、黏液质、铃兰苷、生物碱、三萜类、β-谷甾醇等。适用于上、中消及热病伤津烦渴者。

方43：地骨皮麦枣茶

【配方】地骨皮、麦冬各15克，大枣6枚。

【做法】先将地骨皮、麦冬、大枣分别洗净，大枣去核，一起晒干或烘干，共研为粗末，一分为二，装入绵纸袋中，挂线封口备用。

【用法】冲服，随量饮用。

【功效】清热养阴，生津止渴。适用于胃燥津伤、燥热伤肺型糖尿病。

方44：桑葚茉莉饮

【配方】桑葚、百合各20克，茉莉花5克。

【做法】将桑葚、百合煎煮后，倒入盛有茉莉花的容器中，加盖闷10分钟即可饮用。

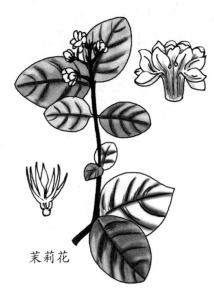

茉莉花

【用法】每日1剂，分2次服。

【功效】本茶具有滋阴生血、养心安神、生津止渴之功效，含淀粉、蛋白质、脂肪酸、多种生物碱、多种维生素等成分。适用于糖尿病性神经衰弱属阴虚血亏者。

方45：二皮玉米须饮

【配方】冬瓜皮、西瓜皮各100克，玉米须50克，赤小豆30克。

【做法】将冬瓜皮、西瓜皮用温水清洗干净，切碎后一同放入碗中备用；将玉米须漂洗后，盛入碗中，备用；将赤小豆淘洗干净，放入砂锅，加足量水，大火煮沸后改用小火煨煮30分钟；待赤小豆呈熟烂状，加玉米须、冬瓜皮和西瓜皮碎片，继续煨煮20分钟，待赤小豆酥烂，用洁净纱布过滤，取滤汁放入大杯中即成。

【用法】随量饮用。

【功效】清热利水，生津止渴。适用于糖尿病患者。

方46：萝卜青果饮

【配方】白萝卜250克，青果5个。

【做法】将萝卜洗净切片，青果打碎，加水1碗煮熟即成。

【用法】随量饮用。

【功效】清热解毒。本品含蛋白质、脂肪、多种维生素、钙、铁、磷、芥子油、淀粉酶等。适用于糖尿病性扁桃体炎属风热上扰者。

方47：番薯叶冬瓜饮

【配方】鲜嫩番薯叶（带柄）50克，冬瓜250克，植物油、葱花、姜末、精盐、味精各适量。

【做法】将番薯叶洗净，剪下叶柄，切成段；将番薯叶切碎成片状备用；将冬瓜洗净，切去外皮，切成0.5厘米厚的小块，放入植物油锅，用中火煸透，加适量清水，大火煮沸后加葱花、姜末，改用小火煨煮30分钟，加番薯茎叶，拌和均匀，再继续煨煮10分钟，加少许精盐、味精，调味即成。

【用法】随量饮用。

【功效】清热解毒，补中和血。适用于各型糖尿病。

方48：桑菊薄竹饮

【配方】桑叶、菊花各5克，苦竹叶、白茅根各30克，薄荷3克。

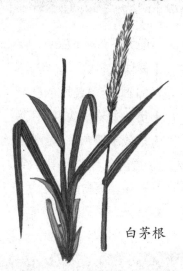

白茅根

【做法】以上5种原料放入茶杯内，用沸水冲泡10分钟即可饮用。

【用法】每日1剂，分2次服。

【功效】清热解毒，宣肺利咽。此方含薄荷醇、薄荷酮、葛缕酮、柠檬烯、樟烯、藏茴香酮、芦竹素、白茅素、豆固醇、脱皮固醇等，有抗菌、消炎的作用。适用于糖尿病性扁桃体炎属风热上扰者。

方49：石斛葛根茶

【配方】石斛15克，葛根30克。

【做法】将上2味置砂锅中，加水适量，煎沸20分钟，滤渣取汁。

【用法】代茶温饮，每日1剂，药渣可再煎服用。

【功效】石斛性微寒，味甘；归胃、肾经；有益胃生津、滋阴清热的作用；常用于阴伤津亏、口干烦渴、食少干呕、病后虚热、目暗不明等症；葛根性凉，味甘、辛；有解表退热、生津舒筋、透疹、升阳止泻的作用。二者合用，共奏滋阴生津、清热除烦之功。适用于糖尿病，症见口常干渴，或食少呕逆，胃脘隐痛，舌红苔少。

方50：天花粉麦冬茶

【配方】天花粉、麦冬各15克。

【做法】将上2味置砂锅中，加水适量，煎沸20分钟，滤渣取汁。

【用法】代茶温饮，每日1剂，药渣可再煎服用。

【功效】天花粉味甘、微苦，性微寒；归肺、胃经；有清热生津、消肿排脓的作用；常用于热病烦渴、肺热燥咳、内热消渴、疮疡肿毒等症；麦冬味甘、微苦，性微寒；归心、肺、胃经；有养阴生津、润肺清心的作用；常用于肺燥干咳、虚劳咳嗽、津伤口渴、心烦失眠、内热消渴、肠燥便秘、咽白喉等症。二者合用，共奏养阴清胃、生津止渴之功。适用于糖尿病，症见口常干渴，大便干燥，皮肤干燥，消瘦，舌红苔少，脉细数。

方51：芹菜鲜汁茶

【配方】新鲜芹菜（包括根、茎、叶）500克。

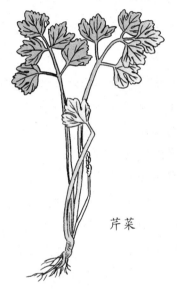

芹菜

【做法】将芹菜洗净，晾干，放入沸水中烫泡3分钟，捞出，切成细段，捣烂取汁。

【用法】代茶频频饮用，每日1剂，当日饮完。

【功效】芹菜鲜汁茶具有平肝降压的功效。适用于糖尿病并发高血压的患者。

方52：西洋参茅根茶

【配方】西洋参5克，茅根20克。

【做法】将西洋参切成薄片，与

茅根一起放入砂锅中，加水适量，煎沸20分钟，滤渣取汁。

【用法】代茶温饮，每日1剂，药渣可再煎服用。

【功效】西洋参味甘、微苦，性凉；归心、肺、肾经；有补气养阴、清热生津的作用；常用于气虚阴亏、内热、咳喘痰血、虚热烦倦、消渴、口燥咽干等症；茅根味甘，性寒；有凉血益血、清热降压的作用。二者合用，共奏清胃凉血、益气生津之功。适用于糖尿病，症见气短懒言，神疲乏力，口干口渴，舌淡红少苔。

方53：马齿苋茶

【配方】马齿苋30克，茶叶3克。

【做法】将马齿苋、茶叶洗净。马齿苋、茶叶、白糖同放入砂锅中，加水适量，煎煮片刻，取汁。

【用法】代茶，频频饮用，每日1剂，当日饮完。

【功效】清热解毒，散瘀消肿，清肠毒，止腹泻。可改善脂质代谢错乱，对伴有肠炎、血液黏稠度高、脑血栓等患者也适宜。

方54：麦麸玉竹茶

【配方】麦麸50克，玉竹10克。

【做法】玉竹洗净后切片，晒干

或烘干，研为细末，与麦麸充分混匀，一分为二，放入绵纸袋中，挂线封口，备用。

【用法】每日2次，每次1袋。冲茶饮，将麦麸玉竹袋放入杯中，用刚煮沸的开水冲泡，加盖闷15分钟后即可，一般每袋可连续冲泡3～5次。

【功效】补虚健脾，生津止渴。适用于各型糖尿病，对糖尿病并发高血压、血脂异常、动脉粥样硬化等症者尤为适宜。

方55：黄精麦冬玉米须茶

【配方】黄精20克，玉米须、麦冬各30克。

【做法】将玉米须洗净，切碎后，装入纱布袋中，扎口。再将麦冬、黄精分别洗净后，切成片，与玉米须袋一起放入砂锅中，加清水适量，先用

中火煎煮30分钟，取出药袋即成。

【用法】代茶饮用，每日1剂，分2～5次饮用。

【功效】养阴生津。适合中老年糖尿病患者。

方56：白扁豆葛根饮

【配方】白扁豆粒（炒）30克，葛根粉60克，豆浆200毫升。

【做法】先将白扁豆、葛根粉同入砂锅，加水煎煮2次，每次30分钟，过滤，去渣，合并2次滤汁与豆浆充分混合均匀，再回入砂锅，小火煨煮10分钟即成。

【用法】每日早晚分食。

【功效】清暑化湿，生津润燥。适用于糖尿病、暑热症、营养不良性水肿、高血压、动脉硬化症、冠心病等症。

酒降血糖，一点不荒唐

糖尿病患者可以在平时喝一些药酒，但是最好不要一次喝得过多，这对患者的身体是不利的。另外患者要认清药酒的功效，不要因为喝酒而对疾病的治疗产生不利的影响。如果糖尿病患者血糖控制得不错，则可以饮用下面推荐的一些药酒。

方1：虫草酒

【配方】冬虫夏草20克，白酒1000毫升。

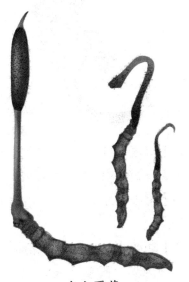

冬虫夏草

【做法】冬虫夏草研粉，放入白酒中密封浸泡15日后即成。

【用法】每日2次，随量饮用。

【功效】补肾滋肺。适用于肺肾阴虚型糖尿病，症见阳痿遗精、劳嗽咯血等。

方2：山楂酒

【配方】鲜山楂200克，白酒500毫升。

【做法】将鲜山楂洗净，晾干，切成两半，去核备用；将白酒倒入罐内，加入山楂，盖好盖，每日振摇1次，30日后即可饮用。

【用法】每日2次，每次服10毫升。

【功效】消食化瘀。适用于糖尿病合并高脂血症属食积瘀滞者，症见有心烦口渴，心悸胸闷，脘腹胀满。

方3：菊花枸杞酒

【配方】菊花30克，干地黄、当归各10克，枸杞子20克，白酒500

毫升。

【做法】将菊花去蒂，洗净，地黄、当归洗净，沥干，与枸杞子一起装入纱布袋内，扎紧口，放入酒罐中；将白酒倒入罐内，盖好盖，每日振摇1次，浸泡10日即成。

【用法】每日2次，每次服10毫升。

【功效】清肝明目。适用于糖尿病合并眩晕属肝血不足者，症见有头晕目眩，口舌干燥，夜寐不宁，心悸多梦。

方4：秘传三酒

【配方】枸杞子、生地黄各500克，火麻仁300克。

【做法】将以上原料捣碎，用绢袋装好，用白酒浸泡7日以上，过滤后即可饮用。

【用法】每日2次，每次服10毫升。

【功效】滋阴补血，清热生津，润肠活血。适用于阴虚血少型糖尿病，症见头晕口干、大便干燥者。

方5：薏苡仁酒

【配方】薏苡仁粉100克，白酒360毫升。

【做法】薏苡仁粉加白酒，装瓶，充分混匀。

【用法】每日2次，每次服10毫升。

【功效】健脾补肺，清热利湿。适用于更年期多汗等自主神经系统失去平衡者，亦用于高脂血症伴自主神经功能失调。

方6：蛤蚧酒

【配方】蛤蚧1对，白酒1000毫升。

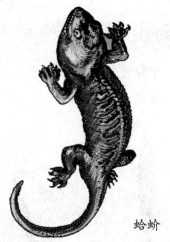

蛤蚧

【做法】蛤蚧去头、足，浸入1000毫升白酒中，2周后饮用。

【用法】每日2次，每次服10毫升。

【功效】助肾阳，益精血。适用于糖尿病、阳痿、腰痛、消渴等患者。

方7：桂圆酒

【配方】桂圆肉500克，白酒

2000毫升。

【做法】将桂圆肉放入白酒中浸百日即成。

【用法】每日1次，每次服10毫升。

【功效】养心安神。适用于糖尿病并发神经衰弱属血虚心失所养之心烦失眠者。

方8：人参枸杞酒

【配方】人参20克，枸杞子250克，白酒2000毫升。

【做法】将人参烘软切片，枸杞子除去杂质，用纱布袋装药扎口备用；白酒装入酒坛内，将装有人参、枸杞子的布袋放入酒中；酒坛加盖密闭浸泡10～15天，每日搅拌1次，泡至药味尽淡，用细布滤除沉淀，即成。

【用法】每日2次，每次服10毫升。

【功效】益气养血。适用于糖尿病属气血两虚者，症见有久病体虚，贫血，营养不良，神经衰弱。

方9：地黄酒

【配方】熟地黄240克，枸杞子、制首乌、薏苡仁各120克，当归、桂圆肉各90克，白檀香9克，陈酒1500毫升。

【做法】将陈酒注入酒坛中，将其余原料捣碎装入绢袋内，浸入酒中，10日后即可。

【用法】每日2次，每次服10毫升。

【功效】养血益精，宁心安神。适用于糖尿病并发神经衰弱属精血不足、心脾两虚、心神失养所形成的失眠症。

方10：黑豆酒

【配方】黑豆500克，米酒3000毫升。

【做法】黑豆洗净阴干，放入盛米酒之坛中，密封，用炭灰火煨，令其常热，约至酒减半，去豆取酒。

【用法】每日2次，每次服10毫升。

【功效】滋阴益肾。适用于糖尿病伴发中风者。

方11：地黄消渴酒

【配方】地黄60克，白酒500毫升。

【做法】将地黄用冷水急剧冲淋后，晒干备用；将地黄放入白酒罐内，用不透气的塑料皮封严罐口；每天将酒罐摇10分钟，浸泡7日后即可饮用上清酒液。

【用法】每日1次，每次服10

毫升。

【功效】滋阴养血，舒筋活血。适用于糖尿病阴血不敷、筋脉失养者，症见面色无华、口角干枯、肢体麻木等。

☁ 方12：淫羊藿消渴酒

【配方】淫羊藿60克，白酒500毫升。

【做法】将淫羊藿用水急剧冲淋去灰屑，沥干，装入纱布袋内，扎紧口放入酒罐内；将白酒倒入罐内，盖好盖，浸泡7日即成。

【用法】每日2次，每次服10毫升。

【功效】滋补肝肾，强健筋骨。适用于糖尿病阴阳两损、命门火衰者，症见全身乏力、腰痛肢软、阳痿不举、四肢欠温、口干不渴、脉沉细、舌质淡嫩、苔薄而润等。

☁ 方13：茯苓消渴酒

【配方】茯苓60克，白酒500毫升。

【做法】把茯苓用冷水急剧冲淋后，放入罐中；将白酒装入酒坛内，密封坛口，每日振摇1次，30日后即可饮用。

【用法】每日2次，每次服10毫升。

【功效】利水渗湿，健脾宁心。适用于糖尿病属脾虚失运者，症见神疲乏力、纳谷不馨、肌肉麻木、沉重、日见萎弱等。

☁ 方14：灵芝丹参酒

【配方】灵芝30克，丹参、三七各5克，白酒500毫升。

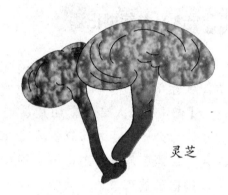

灵芝

【做法】将三七、丹参、灵芝洗净、沥干后放入酒坛内；加入白酒，封闭坛盖，每日搅拌1次，浸泡30日即成。

【用法】每日1次，每次服5毫升。

【功效】养血活血，健脾安神。适用于糖尿病合并冠心病属阴血不敷、血瘀内阻者，症见口角干枯、胸闷憋气、头昏失眠、舌淡青紫、脉结代等。

☁ 方15：脂枣酒

【配方】羊脂25克，大枣250克，

糯米酒1500毫升。

【做法】先将大枣洗净，煮软后去水，加入羊脂和糯米酒，煮沸后，待冷，置容器中，密封，浸泡3日后去渣即成。

【用法】每日2次，每次服15毫升。

【功效】补虚健脾。适用于糖尿病久病体虚、食欲缺乏等症。

方16：二参葛根酒

【配方】元参、丹参、生黄芪、生地黄各30克，葛根、苍术各15克，天花粉、山萸肉各20克，低度白酒600毫升。

【做法】将前8味捣碎，置容器中，加入白酒，密封，浸泡7日后，过滤去渣即成。

【用法】每日3次，每次服15～30

毫升。

【功效】益气，养阴，活血。适用于糖尿病属气阴两虚型患者。

方17：春寿酒

【配方】天冬、麦冬、熟地黄、生地黄、山药、莲子（去心）、大枣各10克，白酒500毫升。

【做法】将前7味捣碎，置容器中，加入白酒，密封，浸泡15日后，过滤去渣即成。

【用法】每日2次，每次服30毫升。

【功效】滋肾养心，健脾和胃，安神志，乌须发。适用于精神萎靡、消渴、便秘、头昏目眩、健忘失眠、食欲缺乏、潮热盗汗、须发早白等症。

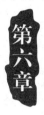

第六章

泡脚加敷贴，
活血祛瘀降血糖

　　近年来，糖尿病的发病率越来越高，并发症越来越多，严重影响人们的正常生活。而中药泡脚主要是缓解糖尿病的各类症状和并发症，比如气短乏力、糖尿病足、皮肤发痒等诸多问题；另外，穴位敷贴疗法也是糖尿病内病外治的方法之一。运用恰当，可活血祛瘀降血糖。

每日泡泡脚，胜吃降糖药

养树需护根，养人需护脚。用热水泡脚，不但可以促进脚部血液循环，降低局部肌张力，而且对消除疲劳、改善睡眠非常有益。中医学认为，足部是足三阴经、足三阳经的起止点，与全身所有脏腑经络均有密切关系，用热水泡脚，可以起到调整脏腑功能、增强体质的作用。糖尿病患者同样适宜热水泡脚，但在泡之前要注意水温。

方1：花粉知母汤

【配方】天花粉30克，知母25克，玄参、麦冬、天冬、白芍、赤芍、栀子、生地黄各15克，黄芩、黄连各10克，金银花20克。

【做法】将上述药加清水适量，煎煮30分钟，去渣取汁，与2000毫升开水一起倒入盆中。

【用法】先熏蒸，待温度适宜时泡洗双脚，每日早晚各1次，每次熏泡40分钟，20日为1个疗程。

【功效】清热，泻火，除烦。适用于阴虚燥热型糖尿病，症见心烦、口渴、多饮、多食、多尿、燥热、身痒、舌红苔黄、脉洪数等。

方2：丹皮蒲公英汤

【配方】牡丹皮、黄柏、生大黄各20克，蒲公英60克，苦参、白芷各15克，生理盐水适量。

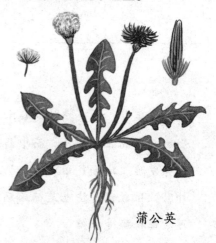

蒲公英

【做法】将上药入锅，加水煎煮30分钟，去渣取汁，与40℃热水一同倒入泡足器中。

【用法】用生理盐水冲洗患处后泡足，每晚泡病足30分钟。20日为1个疗程。

【功效】活血祛瘀。适用于糖尿病患者。

方3：苏木赤芍汤

【配方】苏木50克，木瓜、透骨草、川椒、赤芍各30克，桂枝18克，川芎15克，红花、白芷各12克，艾叶、制川乌、草乌、麻黄各10克。

【做法】将诸药同放锅中，加水5000毫升，浸泡20分钟后，水煎取汁，放入浴盆中。

【用法】先熏手足30分钟，待温度适宜时再将手足放入浸泡30分钟，每日2次，20日为1个疗程。

【功效】活血祛瘀。适用于糖尿病患者。

方4：附片熟地汤

【配方】制附片、熟地黄、山萸肉、牡丹皮、山药、茯苓、泽泻、葛根各15克，肉桂10克，淫羊藿30克。

【做法】将上药加清水2000毫升，煎沸10分钟，取药液倒入脚盆内，待温度适宜时浸泡双脚。

【用法】每日1次，每次浸泡1.5小时（冷则加温），15日为1个疗程。

【功效】滋阴养肾，温阳祛湿。适用于糖尿病患者。

方5：苍术地龙鸡血藤汤

【配方】苍术30克，地龙20克，鸡血藤50克，川芎15克。

【做法】将上药入锅，加水煎煮30分钟，去渣取汁，与50℃热水一同倒入泡足器中。

【用法】药液须浸至膝关节，每晚泡病足30分钟。20日为1个疗程。

【功效】活血祛瘀。适用于糖尿病患者。

方6：透骨草当归汤

【配方】透骨草、当归、威灵仙各30克，络石藤、生地黄、羌活、豨莶草、天花粉各50克，红花25克。

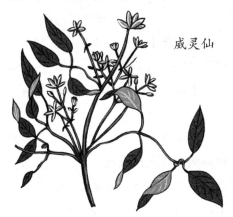

威灵仙

【做法】将上药加水煎煮，去渣。

【用法】待温度适宜时泡洗双脚，每日2次，每次30分钟。

【功效】清热生津，散风祛湿，活血止痛。适用于糖尿病并发末梢神经炎。

方7：菟丝子川芎樟脑汤

【配方】菟丝子30克，川芎20

克，地龙30克，苏木15克，樟脑2克。

【做法】将上药前4味同入锅中，加水煎煮30分钟，去渣取汁，与50℃热水及研末的樟脑一同入泡足器中。

【用法】药液须浸至膝关节，每晚泡病足30分钟。20日为1个疗程。

【功效】活血祛瘀。适用于糖尿病患者。

方8：开郁活血汤

【配方】柴胡、当归、赤芍、桃仁、红花、丹参、地龙、生地黄各15克，甘草1.5克，黄芪50克。

【做法】将上药入锅中，加水煎煮30分钟，去渣取汁。

【用法】待水温适宜时浸泡双足，每日1次，10日为1个疗程。

【功效】本方适用于气滞血瘀型糖尿病，症见形体消瘦、表情刻板、缺乏情趣、面色晦暗或萎黄、肌肤粗糙，舌质紫红，舌尖发紫或有瘀斑，苔薄，脉弦细。

方9：桂枝黄芪汤

【配方】川桂枝、生附片各50克，紫丹参、忍冬藤、生黄芪各100克，乳香25克，没药24克。

【做法】将上药放入锅内，加水5000毫升，用小火煮沸后再煎20分钟，去渣将药液倒入盆内，待温度降

至50℃左右即可泡足。

【用法】将患足放入药液内浸泡，药液可浸至踝部，每次浸泡30分钟，每晚浸泡1次，每剂药可用5日，每次浸泡前均应将药液和药渣一同放入锅内煮沸。

【功效】活血化瘀，温经散寒，消肿止痛，益气生肌。适用于糖尿病性趾端坏死者。

方10：党参苍术汤

【配方】党参、苍术、山药、玄参、麦冬、五味子、生地黄、熟地黄、牡蛎各15克，黄芪45克。

【做法】将上药水煎取汁。

【用法】浸泡双足，每日1次，每次1小时。15日为1个疗程。

【功效】补气养阴，生津润燥。适用于气阴两虚型糖尿病。

方11：花粉葛根汤

【配方】天花粉、鲜芦根各30克，葛根15克，苍术、五味子、丹参各10克，川黄连4克，麦冬9克，山萸肉6克。

【做法】将上药加清水适量，浸泡20分钟，煎数沸，取药液与1500毫升开水同入脚盆中。

【用法】趁热熏蒸，待温度适宜时泡洗双脚，每日2次，每次40分

钟，15日为1个疗程。

【功效】益气养阴，生津止渴，清热泻火，活血化瘀。适用于糖尿病。

方12：苦参蛇床子汤

【配方】苦参、蛇床子、白鲜皮、枯矾、金银花、土茯苓各30克，川椒、苍术、黄精、天花粉、防风各15克，紫草、苏叶各10克。

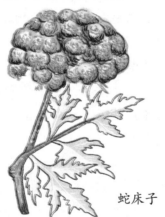

蛇床子

【做法】将上药加清水适量，浸泡10分钟后，水煎取汁，放入浴盆中。

【用法】趁热先熏会阴部，待温度适宜时足浴，每日2次，每次40分钟，每日1剂，连续10日为1个疗程。

【功效】祛风止痒。适用于糖尿病性外阴瘙痒。

方13：双皮天花粉汤

【配方】西瓜皮、冬瓜皮各50克，天花粉15克。

【做法】将上药加清水2000毫升，煎至水剩1500毫升时，去渣取汁，倒入泡足器中。

【用法】先熏蒸双足，待温度适宜时泡洗双足。每晚临睡前泡洗1次，每次40分钟，20日为1个疗程。

【功效】清热，祛湿，利水。适用于糖尿病之口渴、尿浊者。

方14：淫羊藿熟地汤

【配方】淫羊藿30克，制附片、熟地黄、山萸肉、牡丹皮、山药、茯苓、泽泻、葛根各15克，肉桂10克。

【做法】将上药加清水2000~2500毫升，煎沸10分钟，取药液倒入脚盆内，待温度适宜时浸泡双脚。

【用法】每日1次，每次浸泡1.5小时（冷则加温），15日为1个疗程。

【功效】益补阴阳。适用于阴阳两虚型糖尿病，症见多尿、夜尿增多、消瘦乏力、大便稀溏、腰膝酸软、性欲减退、阳痿早泄、舌质白苔淡、脉弱等。

方15：黄芪当归汤

【配方】黄芪45克，当归、川芎、赤芍、桃仁、丹参、红花、地龙、生地黄、柴胡、甘草各15克。

【做法】将上药加水煎煮，去渣取汁。

【用法】待温度适宜时泡洗双脚，每日2次，每次1小时，15日为1个疗程。

【功效】补气养血，活血化瘀。适用于气虚血瘀型糖尿病。

方16：黄芪独活汤

【配方】黄芪30克，鸡血藤、威灵仙、伸筋草各25克，当归、白芍、独活、桑寄生各20克，红花、牛膝、桂枝、木瓜各15克。

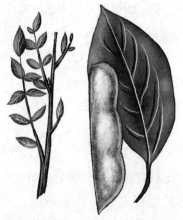

鸡血藤

【做法】将上药加清水适量，浸泡10分钟后，水煎取汁3000毫升，放入脚盆中。

【用法】先熏患肢，待温度适宜时洗浴患处，并同时用柔软的纱布蘸

药液自上而下外洗并按摩患处，每日2次，每次1小时，每剂药用2日，7剂为1个疗程，连续2个疗程。

【功效】补益气血，祛风除湿，通络止痛。适用于糖尿病足部感染。

方17：滋阴凉血汤

【配方】桂枝、鬼箭羽各50克，知母、苍耳子、玉竹、生地黄、黄柏各80克，五味子、黄精、淫羊藿各30克，苦参、荔枝核各100克，丹参60克。

【做法】将上药加水煎煮，去渣取汁。

【用法】取药液3000毫升，分为等量的6份，每份再加清水3000毫升，浸泡双小腿为佳，浸泡双脚也可。每次45分钟，每日1次。1份药液可反复使用3日，18日为1个疗程。每日药浴可加入少量白酒（10毫升）。药浴温度保持在40℃左右为宜。

【功效】滋阴凉血。适用于糖尿病足，症见患者皮肤干而无汗，肢端刺痛、灼痛、麻木，感觉迟钝或丧失，脚踩棉絮感，活动不良。

药敷贴，助你把糖降

敷贴疗法和中医其他治疗方法一样，也是以中医的整体观和辨证论治为指导思想的。中药敷贴降血糖是使外敷药通过肌肤毛孔吸收，发挥药物自身的治疗作用。敷贴疗法既然对降血糖效果奇特，那么我们不妨多学习一些行之有效的敷贴降糖法。

方1：中药敷脐散

【配方】麻黄、益智仁、肉桂、五倍子、干姜，按2:1:1:2:1比例。

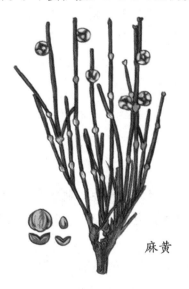

麻黄

【做法】将上药共研细末装瓶备用。

【用法】每次取10克，临睡前用食醋调成糊，用75%的酒精棉消毒脐部，再放置药糊，用塑料布覆盖，外

用纱布固定，24小时后取下，隔日再如上法敷用，5次为1个疗程。

【功效】健脾温阳，涩肠止泻。适用于糖尿病性腹泻。

方2：活血生肌膏

【配方】大黄、生姜、儿茶、血竭、冰片各10克，生荷叶、荷花各5克。

【做法】大黄、血竭等药共研细为末，过筛后备用，取生荷叶、荷花适量捣烂为泥。

【用法】将大黄等适量药末加入荷叶荷花泥中外敷患处，每日1次。

【功效】活血化瘀，清热消痈。适用于糖尿病足，伴有喜凉恶热，伤口红、肿、热、痛或化脓。

方3：天花粉散

【配方】生萝卜、鲜藕各适量，

天花粉30克（研末）。

【做法】生萝卜、鲜藕捣汁，调天花粉成糊。

【用法】敷于脐部，外盖塑料薄膜，用胶布固定。每日换药1次。

【功效】生津，止渴，降火，润燥。适用于糖尿病，症见口渴多饮，口舌干燥，尿频量多，舌边尖红，舌苔薄黄，脉洪而数，舌红少苔，脉数乏力。

方4：粗盐袋外熨

【配方】肉桂、丁香、干姜、小茴香、五倍子各50克，樟脑1克。

【做法】上药研碎，加粗盐100克，放铁锅内加热至45℃。

【用法】布包置于脐上外熨，每日1次，每次1小时，7日为1个疗程。

【功效】散寒止痛，温阳止泻。适用于糖尿病顽固性腹泻。

方5：地黄玄参膏

【配方】生地黄、炒草决明、太子参各30克，玄参、麦冬、黄芪各15克，火麻仁60克，皂角、炒苏子各12克，厚朴6克。

【做法】上药共研细末，加水少量调和成膏。

【用法】每次取适量，贴敷脐中，外以纱布覆盖，胶布固定，每日换药1次。

【功效】养阴润燥，通便行气。适用于糖尿病性胃肠功能紊乱，症见大便秘结，甚则数日一次，心烦，口渴，咽干，小便多，舌质红少苔，脉沉细数。

方6：固肾健脾降糖膏贴穴位

【配方】肉桂、怀山药、太子参、黄芪、米壳各30克，制附子50克，山茱萸、金樱子、芡实各15克，茯苓60克，白术45克，甘草、巴戟天各10克，香油2000毫升。

【做法】上药共研为末，加香油熬，滴水成珠，用红丹收为膏。

【用法】外贴神阙穴、命门穴、肾俞穴，48小时更换1次，6次为1个疗程。

【功效】温补肾阳，健脾止泻。适用于糖尿病并发顽固性腹泻属脾肾阳虚型，症见便溏或滑泻，完谷不化或五更腹泻，泻下清水，伴面色白或萎黄，神疲畏寒，气短乏力，小便清长，舌淡苔白，脉沉迟或沉细。

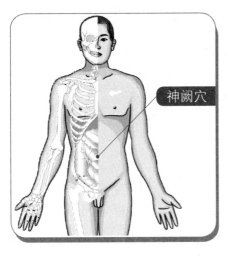

神阙穴

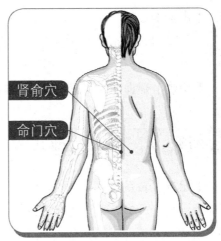

肾俞穴

命门穴

方7：冠心膏贴穴位

【配方】丹参25克，生蒲黄（包）20克，川芎5克，郁金、法半夏、薤白各10克，生山楂15克，琥珀（冲服）、桔梗各4克，瓜蒌仁12克，枳壳6克。

【做法】用香油熬成膏剂。

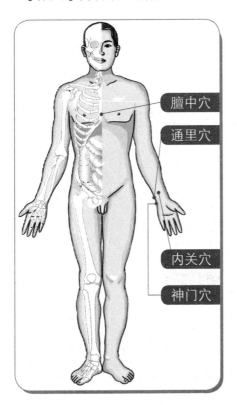

膻中穴

通里穴

内关穴

神门穴

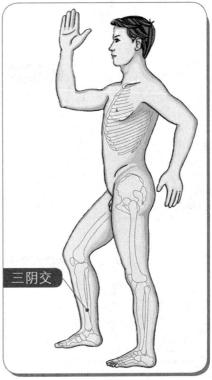

三阴交

【用法】敷贴穴位：内关穴、神门穴、通里穴、三阴交穴、膻中穴。每次贴2~3穴，贴48小时后揭去，休息24小时后再贴。20次（2个月）为1个疗程。

【功效】活血化瘀，理气通阳。适用于糖尿病并发冠心病。

方8：黄芪牡蛎膏贴穴位

【配方】黄芪、生牡蛎各60克，山药、苍术、薏苡仁、玄参、生地黄、熟地黄、黄精、肉苁蓉、菟丝子、金樱子、蚕沙、萆薢、菖蒲、丹参、生大黄、僵蚕、五倍子、牡丹皮、地骨皮、淫羊藿各30克，芥子、水蛭、肉桂、小茴香、黄连各15克。

【做法】上药煎成浸膏，再将冰片、樟脑各2克，麝香0.5克，共研细末，加入并混匀，取1~2克涂于胶布上。

【用法】贴于脐以及涌泉穴、肾俞穴、三阴交穴，每次选用2~3穴，每次贴敷2~3日。

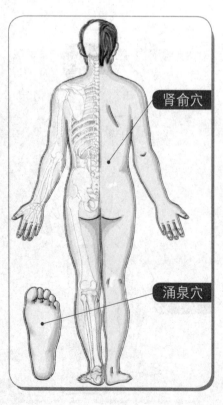

肾俞穴

涌泉穴

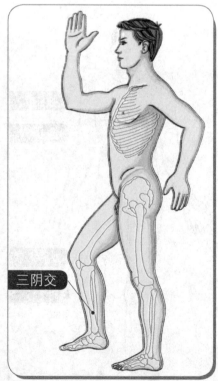

三阴交

【功效】益气养阴，温阳利水。适用于糖尿病性肾病，症见口渴、多饮、尿频、腰膝酸软、神疲乏力、下肢水肿等。

方9：白花蛇草膏贴穴位

【配方】北黄芪、熟地黄、玉米须、芡实、白花蛇舌草各15克，红参、熟附子各6克，山茱萸、大黄、黄狗肾各10克，益母草30克，桑寄生15克，淫羊藿9克，蛤蚧12克。

【做法】上药共研细末，加香油熬，加黄丹收为膏。

【用法】外贴神阙穴、肾俞穴、关元穴，每2日更换1次，12次为1个疗程。

【功效】补肾降浊，益气培元。适用于糖尿病性肾病。

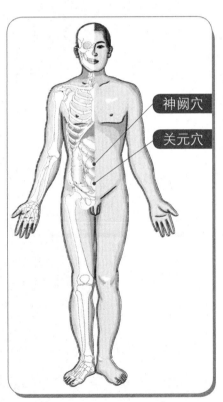

神阙穴
关元穴

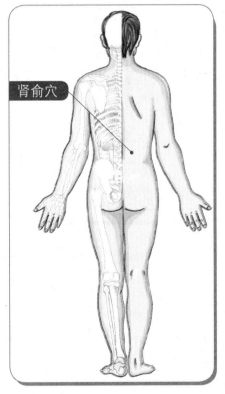

肾俞穴

方10：丁香肉桂膏贴穴位

【配方】丁香、肉桂、细辛等各30克，姜汁30毫升，冰片2克。

【做法】上药共研细末，熬煮收膏。

【用法】膏药敷肾俞穴、脾俞穴、气海穴，每3日1次，每周2次，第7日皮肤休息，10次为1个疗程。

【功效】健脾益肾，疏通气血。适用于脾肾阳虚型糖尿病。

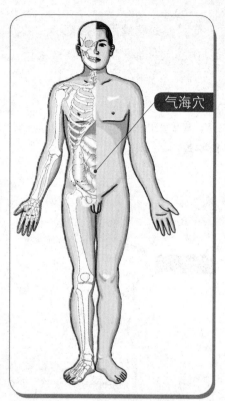

气海穴

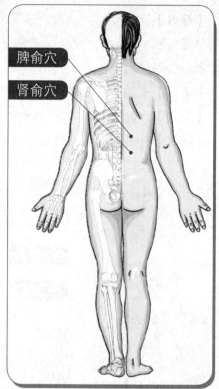

脾俞穴

肾俞穴

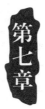

第七章

食疗降糖方，
来自餐桌的"降糖妙药"

目前糖尿病患者的治疗，饮食疗法是其中重要的，也是最基本的一项治疗方法，不论病情轻重，不管服药与否，均应坚持饮食治疗。下面介绍一些糖尿病患者的食疗粥方、汤方、菜肴方，为患者做上一份，既是生活享受，也有辅助降糖疗效，何乐而不为呢？

降糖靓粥方

生活中，可千万别小看了简简单单的粥，只要食材搭配得当，不仅营养丰富，还有一定的降血糖、降血压、降血脂的功效。这里为大家介绍一些降糖靓粥方，助患者脱离糖尿病之苦。

方1：葱白糯米粥

【配方】糯米60克，葱白50克，生姜、米醋各适量。

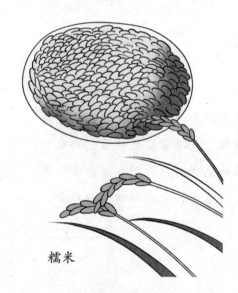

糯米

【做法】将葱白、糯米、生姜共煮粥，粥成后加米醋即成。

【用法】佐餐食用。

【功效】宣肺散寒，止咳平喘。适用于糖尿病并发气管炎属风寒犯肺者。

方2：丝瓜粥

【配方】丝瓜150克，生地黄30克，粳米100克，姜丝、葱末、蒜片、精盐、香油各适量。

【做法】将生地黄用干净纱布包好，粳米淘洗干净，丝瓜洗净切片，备用；锅内加水适量，放入生地黄袋煎煮30分钟，加入粳米煮粥，八成熟时加入丝瓜片、姜丝、葱末、蒜片，再煮至粥熟，拣出生地黄袋，调入精盐、香油即成。

【用法】每日早晚餐食用。

【功效】生津，止渴，清热。适用于阴虚内热型糖尿病。

方3：杞子麦片粥

【配方】大麦片100克，枸杞子15克。

【做法】大麦片加开水调开后稍煮，加入枸杞子后再煮熟。

【用法】佐餐食用。

【功效】健脾和胃，滋补肝肾，益精明目。适用于糖尿病属肝肾阴虚者。

方4：粟米粥

【配方】粟米100克。

【做法】将粟米加水适量，煮至米烂熟成粥即可。

【用法】佐餐食用。

【功效】补益脾肾。适用于糖尿病属脾肾两虚者。

方5：山药薏苡仁粥

【配方】山药粉60克，薏苡仁30克。

【做法】将锅内加水，烧开；山药粉、薏苡仁按常规放入锅煮粥，至米烂即可。

【用法】佐餐食用。

【功效】清热利湿，益肾健脾。适用于脾肾两虚型糖尿病。

方6：苦瓜苋菜粥

【配方】苦瓜、苋菜各100克，粳米80克，生甘草5克。

【做法】将苦瓜洗净，去瓤，切小块备用；将苋菜洗净，切碎备用；将粳米淘洗净，放入锅内，倒入适量清水，置大火上煮，水沸后，放入苦瓜丁、苋菜、生甘草（切片），改小火继续煮至米开花时即成。

【用法】佐餐食用。

【功效】清热解毒，止痢。适用于中暑烦渴、糖尿病患者。

方7：无花果山楂粥

【配方】无花果5枚，山楂8枚，粳米100克。

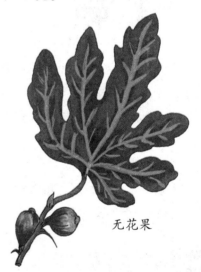

无花果

【做法】无花果切小块，山楂切小片，与粳米一起常法加水煮粥。

【用法】佐餐食用。

【功效】健脾消食，活血化瘀。适用于糖尿病属脾胃失和者。

方8：槐花粥

【配方】槐花、土茯苓各30克，粳米60克。

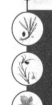

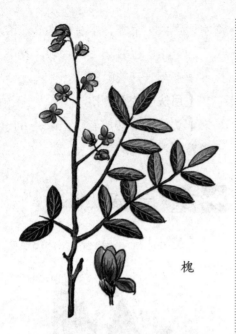

槐

【做法】将槐花、土茯苓洗净，加水适量，入砂锅内煎煮20分钟，取汁2碗，去渣。将药汁与粳米同入锅内共煮为粥。

【用法】随量食用。

【功效】清热利湿，解毒止痒。适用于糖尿病合并皮肤瘙痒属湿热者。

方9：豆浆粥

【配方】豆浆150毫升，粟米50克。

【做法】将粟米淘洗干净，放入砂锅；加水适量，大火煮沸后改用小火煨煮至粥稠时调入豆浆，搅拌均匀，再煨煮至沸即成。

【用法】佐餐食用。

【功效】补虚益气。适用于糖尿病。

方10：竹叶石膏粥

【配方】淡竹叶、生石膏各30克，金银花15克，生大黄3克，粳米70克。

【做法】将生石膏先煮25分钟左右，后下入淡竹叶、金银花，同煮约15分钟。生大黄煎1~2分钟。将药液细筛滤汁，与粳米同煮至熟。

【用法】佐餐食用。

【功效】清热利湿，生津通便。适用于邪热内蕴的糖尿病。

方11：桃仁高粱粥

【配方】桃仁（去皮尖）10克，高粱米50克。

【做法】桃仁研碎，高粱米洗净，与桃仁同入锅内，加水适量煮成粥即成。

【用法】随量食用。

【功效】活血祛瘀。适用于糖尿病属瘀血阻滞者。

方12：山药桂圆粥

【配方】鲜生山药100克，桂圆肉15克，荔枝肉3~5个，五味子3克，粳米50克。

【做法】先将五味子用水煎25分钟，取汁备用；将山药去皮，切成薄片，与桂圆肉、荔枝肉、粳米、五味子汁同煮成粥。

【用法】随量食用。

【功效】补益心肾，益气敛阴。适用于心肾之阴不足而引起的消渴、小便频数、心悸失眠、腰部酸痛等糖尿病患者。

方13：花生粥

【配方】花生仁30克，粳米100克。

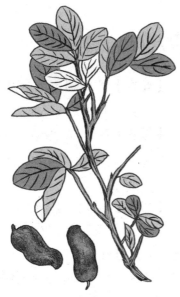

花生

【做法】将上2味同煮成粥即可。

【用法】佐餐食用，每日1次。

【功效】润肺和胃。适用于糖尿病。

方14：菠菜根粥

【配方】鲜菠菜根250克，鸡内金10克，粳米100克。

【做法】菠菜根洗净，在沸水中

焯2分钟后捞出切碎，和鸡内金共同以水煎煮半小时后，加入淘洗过的粳米，煮烂成粥。

【用法】适量食用，每日1次。

【功效】益气和血，清热生津，润燥通肠。适用于血虚津亏、胃肠有热，症见烦躁便秘的糖尿病患者。

方15：乌梅粥

【配方】乌梅15克，粳米75克。

【做法】将乌梅水煎取浓汁去渣，入粳米煮粥，粥熟即可。

【用法】适量食用，每日1次。

【功效】涩肠止泻。适用于糖尿病性腹泻久治不愈者。

方16：荔核粥

【配方】干荔核18个，山药、莲子肉各15克，粳米50克。

【做法】水煎干荔核、山药、莲子肉，去渣留汁，再下粳米煮成粥。

【用法】佐餐食用。

【功效】补脾止泻，理气止痛。适用于脾胃气滞型糖尿病。

方17：芝麻杏仁粥

【配方】黑芝麻30克，杏仁25克，当归10克，粳米60克。

【做法】当归洗净煎汁备用。黑

芝麻、杏仁、粳米用水浸泡3小时后，磨成糊状，煮熟。

【用法】用当归汁调服。

【功效】滋阴生津，润肠通便。适用于肠燥津亏型糖尿病性便秘。

方18：薏苡仁赤豆粥

【配方】薏苡仁30克，赤小豆20克，生甘草5克，粳米30克。

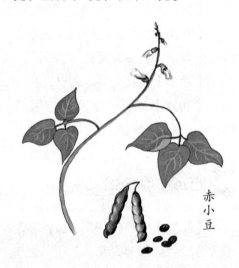

赤小豆

【做法】将薏苡仁、赤小豆、粳米分别浸泡发胀，用水淘洗干净；生甘草水煎去渣备用；赤小豆放入锅中，加水适量，大火烧沸，再改用小火慢慢熬煮。熬煮至赤小豆破裂时，加入薏苡仁及粳米，继续熬煮，直至豆酥烂、粥稠时，调入甘草汤即可。

【用法】佐餐食用。

【功效】健脾利湿，行水解毒。适用于糖尿病属脾虚湿阻者。

方19：甘麦大枣粥

【配方】小麦、粳米各50克，甘草15克，大枣10枚。

【做法】先煎甘草，去渣，后入粳米、小麦及大枣，煮粥即可。

【用法】佐餐食用。

【功效】宁心安神。适用于糖尿病属心脾两虚者。

方20：人参粥

【配方】粟米50克，人参（为末）、生姜（取汁）各15克。

【做法】粟米、人参用水2000毫升，煮取1000毫升，入姜汁，煮为稀粥。

【用法】随量食用。

【功效】益元气，补五脏。适用于反胃、吐酸水、五脏虚衰、久病羸瘦、劳伤亏损、食欲不振、慢性腹泻、心慌气短、失眠健忘、性机能减退等糖尿病。

方21：生芦根粥

【配方】新鲜芦根150克，竹茹20克，粳米100克，生姜2片。

【做法】鲜芦根洗净，切成小段，与竹茹同煎，去渣取汁；粳米洗净，入锅内，加入药汁煮粥，粥欲熟时加入生姜，稍煮即可（煮粥宜稀薄不宜稠厚）。

【用法】随量食用。

【功效】清热除烦，生津止呕。适用于糖尿病属阴虚津亏者。

方22：松仁粥

【配方】松仁15克，粳米30克。

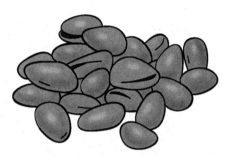

松仁

【做法】先煮粳米粥，后将松仁研末，加入粥内，煮沸即成。

【用法】佐餐食用，每日1次。

【功效】生津润燥，通便润肠。适用于糖尿病性腹泻属脾胃虚弱者。

方23：滑石粥

【配方】滑石30克，瞿麦10克，粳米30～60克。

【做法】先将滑石用布包扎，再与瞿麦同入水中煎煮，取汁去渣，加入粳米煮稀粥即成。

【用法】随量食用。

【功效】清热利尿。适用于糖尿病属湿热者。

方24：麦冬生地粥

【配方】麦冬、生地黄各10克，粳米50克。

【做法】将粳米、生地黄、麦冬分别洗净；将3者同时放入锅内，加水1000毫升；把铁锅置于火上，用大火烧沸，再用小火熬30分钟即成。

【用法】佐餐食用，每日1次。

【功效】清热解毒，滋阴凉血，生津止渴。适用于肺燥型糖尿病。

方25：丝瓜虾皮粥

【配方】丝瓜500克，虾皮15克，粟米100克，黄酒、葱花、姜末、精盐、味精各适量。

【做法】将丝瓜刨去薄层外皮，洗净后切成滚刀状小块备用；将粟米淘洗干净，放入砂锅，加适量水，大火煮沸后改用小火煨煮至粟米酥烂，放入丝瓜块及虾皮，再加葱花、姜末、精盐、味精，并烹入黄酒，拌和均匀，再以小火煨煮片刻即成。

【用法】随量食用。

【功效】清热化痰，生津除烦。适用于糖尿病。

方26：杞子南瓜粥

【配方】枸杞子15克，南瓜100克，粳米100克。

【做法】把枸杞子洗净，去杂质；南瓜洗净，去皮，切成1厘米见方的颗粒；粳米淘净，去泥沙；把粳米、枸杞子、南瓜丁同放电饭煲内，加水适量，如常规煲米饭一样，煲熟即成。

【用法】随量食用。

【功效】补肾明目，止燥消渴。适用于肝肾阴虚所致眩晕耳鸣、视力减退、健忘少寐、烦热、盗汗、消渴口干等症。

方27：薄荷粥

【配方】鲜薄荷30克（或干薄荷10克），粳米50克。

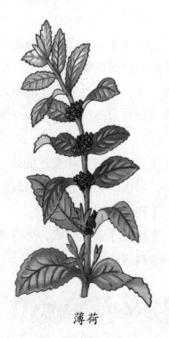

薄荷

【做法】薄荷洗净，加水适量，煮沸5分钟，去渣留汁备用；将粳米洗净，加水适量，煮成粥后，兑入薄荷汁，再煮片刻即可。

【用法】随量食用。

【功效】疏散风热。适用于糖尿病并发风热型感冒，症见发热、咽痛明显者。

方28：银耳西洋参粥

【配方】银耳30克，西洋参3克，陈粟米100克。

【做法】将银耳用温水泡发，撕碎切细备用；将西洋参洗净，晒干或烘干，研极细末；将陈粟米淘洗干净，放入砂锅，加适量水，大火煮沸后拌入银耳，改用小火煨煮1小时，待粟米酥烂、粥黏稠时加西洋参细末，拌匀即成。

【用法】随量食用。

【功效】滋阴润肺，生津止渴。适用于肺阴亏虚型糖尿病。

方29：黑豆续断糯米粥

【配方】黑豆、续断各30克，糯米60克。

【做法】以上3种原料洗净，续断用纱布包好，同入锅中，加水适量，小火煮成粥，去续断即可。

【用法】随量食用。

【功效】补肝肾。适用于肾虚型糖尿病。

方30：白果薏苡仁粥

【配方】白果仁10枚，薏苡仁60克。

【做法】按常法煮粥。

【用法】佐餐食用。

【功效】健脾利湿，敛肺缩尿。适用于肺热津伤型糖尿病。

方31：燕窝粥

【配方】燕窝10克，粳米100克。

【做法】将燕窝、粳米冲洗干净；将粳米、适量清水同燕窝一起放入电饭煲内，用常法煲熟即成。

【用法】佐餐食用。

【功效】补虚劳，益脾胃，养阴补肺。适用于糖尿病患者。

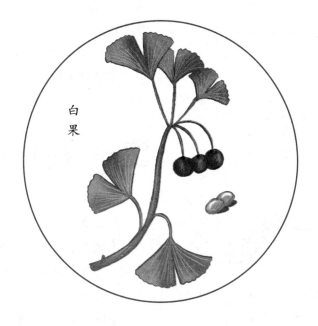

白果

降糖靓汤方

降糖汤膳有多种，如姜葱鸡蛋汤、黑豆桑葚汤等。糖尿病患者可以根据自己的病情及喜好，选择适合自己的降糖靓汤。

方1：姜葱鸡蛋汤

【配方】生姜、葱白各10克，鸡蛋2个，梨50克。

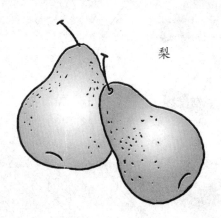

梨

【做法】将生姜、葱白、梨3味同煎汤。取鸡蛋2个打入碗内搅匀，用煮沸的药汁趁热冲入。

【用法】随量服食。

【功效】宣肺，解表，散寒。适用于糖尿病并发风寒型感冒。

方2：银耳赤豆汤

【配方】银耳50克，赤小豆100克。

【做法】银耳泡发后撕成小朵，赤小豆先隔夜泡好，然后一起加水煮至熟烂。

【用法】随量服食。

【功效】益气润肺，利尿清热。适用于糖尿病属肺热者。

方3：豆腐双花汤

【配方】金银花、野菊花各30克，鲜豆腐100克，精盐适量。

【做法】豆腐加清水适量煲汤，再加入洗净的金银花、野菊花，同煲10分钟，加精盐调味即成。

【用法】随量服食。

【功效】清热解毒。适用于糖尿病属风热上扰者。

方4：玉合苹果汤

【配方】玉竹、百合各30克，红枣5枚，陈皮1块，苹果3个，猪肉250克。

【做法】玉竹、百合、红枣、陈皮用水清洗，苹果去皮核、切块，全部放入砂锅中，加入大半锅水，煮开时加入猪肉，中火约煮2小时，调味即成。

【功效】滋阴润燥，调和五脏，清心火，止咳安神。适用于糖尿病患者。

方5：竹笋汤

【配方】竹笋、银耳各10克，鸡蛋1个，精盐、味精各适量。

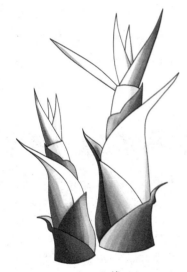

竹笋

【做法】竹笋洗净，银耳浸泡，洗净去蒂；鸡蛋打碎搅匀，清水煮沸后，放入鸡蛋糊；加入竹笋、银耳，以小火煮10分钟左右，加入精盐、味精各适量，起锅即可。

【用法】随量服食。

【功效】清热化痰，滋阴润肺。

适用于糖尿病属肺热者。

方6：葱豉豆腐汤

【配方】豆腐200克，淡豆豉12克，葱白15克，植物油15毫升，精盐2克。

【做法】先将豆腐切成小块，锅置火上，放植物油，将豆腐油煎，后加入淡豆豉，放水同煮，煮沸10分钟，再入葱白、精盐，略煮片刻即成。

【用法】随量服食。

【功效】辛散解表，清热润燥。适用于糖尿病并发风热型感冒，症见发热、口渴者。

方7：山药清汤

【配方】新鲜山药1根，排骨200克（或土鸡骨1副），葱花、香菜、精盐、鸡精、胡椒粉各适量。

【做法】将排骨或土鸡骨用水洗净，除去杂物及油脂，以刀柄用力压碎，放入深锅中，加水适量，用大火煮沸后，改用小火煮30分钟，用纱布过滤，做成高汤；将山药洗净，削去外皮，备用；高汤再放大火上加热煮沸，用擦板将洗净的山药擦制成泥，缓缓加入煮沸的汤中，搅拌煮熟，即可加入少许精盐、鸡精，再加入葱花、香菜、胡椒粉，起锅即可。

【用法】随量服食。

【功效】补虚健脾。适用于脾胃虚弱而致气逆上冲，呕吐频作者。

方8：鸡丝冬瓜汤

【配方】鸡脯肉100克，冬瓜200克，党参3克，精盐、黄酒、鸡精各适量。

【做法】鸡脯肉切成细丝，冬瓜去皮洗净切片；将鸡肉丝与党参同放入砂锅内，加水适量，用小火炖至八成熟，加入冬瓜片，加精盐、黄酒、鸡精各适量，冬瓜熟透即成。

【用法】随量服食。

【功效】健脾利水。适用于肥胖型糖尿病属脾气虚弱、水湿壅盛者。

方9：黑豆桑葚汤

【配方】黑豆、桑葚各30克。

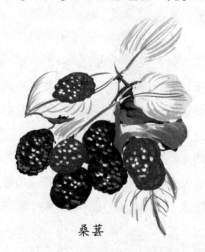

桑葚

【做法】将黑豆与桑葚洗净，共入锅中，加水适量，小火慢炖1小

时，豆熟即可食用。

【用法】随量服食。

【功效】滋养肝肾，生津止渴。适用于肝肾阴虚型糖尿病。

方10：无花果杏仁汤

【配方】无花果8枚，南杏仁、北杏仁各9克，红枣5枚，猪瘦肉120克，香油、精盐各适量。

【做法】无花果、杏仁洗净，红枣去核，猪瘦肉切块；煲内盛6碗水，将材料一起放入，煮约2小时，调味即成。

【用法】随量服食。

【功效】清热，化痰，止咳。适用于糖尿病属肺热者。

方11：白菜根生姜萝卜汤

【配方】干白菜根3个，生姜3片，青萝卜1个。

【做法】青萝卜切片，加入干白菜根和姜片，加水适量，煮汤1碗，分2次温服。

【用法】随量服食。

【功效】散寒解表，行气宽中。适用于糖尿病并发风寒型感冒者。

方12：冬瓜薏苡仁汤

【配方】冬瓜60克，薏苡仁30

克，调味品适量。

【做法】冬瓜去皮洗净，切块备用；薏苡仁洗净，加入冬瓜，加水煎汤，待成时加调味品即可。

【用法】随量服食。

【功效】清肺化痰。适用于糖尿病属肺经热盛者，症见咳嗽痰多，不易咳出。

方13：荸荠蕹菜汤

【配方】新鲜蕹菜400克，荸荠50克，精盐、味精各适量。

【做法】将蕹菜洗净，切成3厘米长的段；将荸荠用清水洗净，除去荸荠根蒂部，放入沸水中浸泡3分钟，连皮切成薄片，与蕹菜段同入砂锅，加足量水，大火煮沸，改用小火煨煮10分钟，加精盐、味精调味，拌匀即成。

【用法】随量服食。

【功效】清热解毒，生津止渴。适用于燥热伤肺型糖尿病。

方14：紫菜萝卜汤

【配方】萝卜200克，紫菜30克，精盐、葱花、香油各适量。

【做法】萝卜去缨、尾须，洗净，切块，投入沸水中，汆一汆，捞起沥水；取锅一只，倒入清水750毫升，倒入萝卜块，上大火烧沸，加入精

盐，调好味，将紫菜撕碎入锅中，再烧煮3分钟，起锅放入汤碗中，淋上香油，撒上葱花即成。

【用法】随量服食。

【功效】通腑理气。适用于糖尿病伴胃轻瘫（有胃胀嗳气）诸症。

方15：薏苡仁海带汤

【配方】海带、薏苡仁各30克，鸡蛋3个，精盐3克，植物油25毫升，鸡精、胡椒粉各2克。

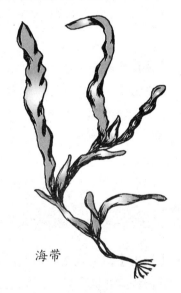

海带

【做法】将海带洗净，切成条状，薏苡仁洗净，都放入砂锅，加水炖烂，鸡蛋磕入汤碗，搅拌均匀，炒锅置大火上，放入植物油烧至八成热，将鸡蛋液放入炒熟，再将海带、薏苡仁连汤倒入锅内，加精盐、胡椒粉各适量，煮沸放鸡精即成。

【用法】随量服食。

 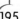

【功效】健脾利湿。适用于脾虚型糖尿病患者。

方16：大蒜水鸭汤

【配方】水鸭1只，大蒜60克，生姜片、大蒜、鸡精、精盐各少许。

【做法】水鸭去内脏，洗净沥干水；大蒜去衣洗净，和生姜片一块纳入鸭腹内，用线缝合，放入汤锅，加清水适量，盖上锅盖，用中火煲至见蒸汽外泄转用小火（约一支蜡烛的火力），煲2小时，放入鸡精、精盐调味。

【用法】随量服食。

【功效】补脾，利水，消肿。适用于糖尿病属脾虚气弱所致的水肿，四肢为甚、纳差腹胀、身倦乏力、面色无华等。

方17：海参紫菜汤

【配方】水发海参100克，冬笋片50克，紫菜25克，熟火腿末、天花粉各10克，植物油、葱花、姜末、鸡汤、黄酒、精盐、味精、五香粉、湿淀粉、香油各适量。

【做法】将天花粉洗净，切片，晒干或烘干，研极细末备用；水发海参切片；冬笋片切碎；将紫菜择净后用清水漂一下，沥水后放入大碗内；锅置火上，加植物油烧热，放入

葱花、姜末煸香；倒入汤汁（或鸡汤），加海参片、冬笋碎末，烹入黄酒，先用大火烧沸，加天花粉细末，拌匀，改用小火煨烧至海参酥烂，倒入紫菜；再煨煮至沸，加精盐、味精、五香粉拌匀，用湿淀粉勾薄芡，倒入熟火腿末，煮沸后淋入香油即成。

【用法】随量服食。

【功效】滋阴补虚。适用于阴阳两虚型糖尿病。

方18：黄精黑豆汤

【配方】黄精、黑豆各30克。

【做法】将黄精快速洗净，黑豆除去杂质洗净；将黄精和黑豆倒入小砂锅内，加入适量清水，先浸泡10分钟，再用小火慢炖2小时，离火后即成。

【用法】随量服食。

【功效】补中益气，强肾益胃。此汤适用于肾虚胃弱型的糖尿病患者。

方19：海带冬瓜汤

【配方】海带30克，冬瓜100克，花生、猪瘦肉各50克，精盐适量。

【做法】将海带、冬瓜、花生、猪瘦肉共煲汤，加精盐调味即成。

【用法】随量服食。

【功效】清热利尿。适用于糖尿

病属脾虚水阻者。

方20：柚子百合汤

【配方】柚子1个（约500克），百合120克。

【做法】将柚子去瓤取皮，与百合加水煎汤，分3天服。

【用法】随量服用。

【功效】养阴，润肺，止喘。适用于肺阴亏虚型糖尿病。

方21：二冬汤

【配方】冬笋100克，香菇50克，花生油15毫升，湿淀粉、料酒、姜块、白糖、酱油、花椒水、精盐、鸡精、鸡汤各适量。

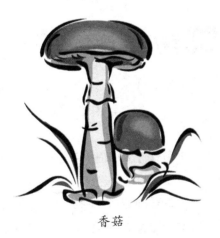

香菇

【做法】将水发香菇切成两半；冬笋剥去笋衣，去根，切成两半，用开水烫透；姜块洗净后，拍松；在锅内放入少量植物油，油热后用姜块爆

香，加入酱油、鸡汤、料酒、精盐、鸡精、白糖、花椒水，烧开后，取出姜块，放入香菇、冬笋，待烧开后，用湿淀粉勾芡后，淋入香油即成。

【用法】随量服食。

【功效】补中益气，生津止渴，清热利水。适用于脾胃不和的糖尿病患者。

方22：银耳三粉汤

【配方】猪胰粉、山药粉、南瓜粉各30克，银耳20克，海带15克，植物油、葱花、姜末、黄酒、精盐、味精、五香粉各适量。

【做法】将银耳用清水泡发后去蒂头，掰成银耳瓣；海带洗净后切成小片状，盛入碗中；将汤锅置火上，加植物油，烧至六成热；投入葱花、姜末，出香后加适量清汤，投入银耳，小火煮煨30分钟，随即调入海带片、猪胰粉、山药粉、南瓜粉，加黄酒，拌和均匀，再煮至沸，加精盐、味精、五香粉，调和均匀即成。

【用法】随量服食。

【功效】润肺健脾。适用于糖尿病患者。

方23：花鱼姜枣汤

【配方】花鱼1条，生姜2片，大枣3枚。

【做法】将花鱼去肠杂，同生姜、大枣倒入适量清水中，炖煮至熟。

【用法】喝汤吃鱼。

【功效】补益肺肾。适用于肺肾阴虚型糖尿病。

方24：龙子鸡汤

【配方】鸡汤1000毫升，鸡肉200克，桂圆肉50克，葡萄干20克，菟丝子、熟地黄各10克，九香虫9克，海马6克，花生油、香菜各适量。

【做法】将海马用温水泡软，切成薄片，同九香虫、菟丝子、熟地黄一起装入布袋中，封好口与葡萄干、桂圆肉用水共煮1小时，加入鸡汤、香菜和鸡肉放入砂锅中共煮至熟即成。

【用法】随量服食。

【功效】补肾壮阳，疏肝理气，补脾益胃。适用于脾肾两虚型糖尿病。

方25：黄豆香菜汤

【配方】黄豆10克，香菜30克。

黄豆

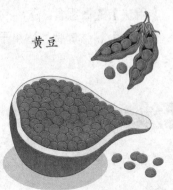

【做法】香菜洗净备用；将黄豆加水适量，煮熟，再加香菜煮沸即可。

【用法】随量服食。

【功效】解表散寒。适用于糖尿病并发风寒型感冒者。

方26：海蜇荸荠汤

【配方】海蜇头、生荸荠各100克。

【做法】海蜇头用清水漂去咸味，生荸荠洗净去皮，二物同入锅中，加清水煎煮至熟。

【用法】食时可将二者取出蘸酱油食之，汤可饮用。经常食用效果较佳。

【功效】清热生津，化痰消积。适用于糖尿病心胃热盛所致心烦、口渴多饮、耳鸣耳聋者。

方27：金钩豆芽汤

【配方】黄豆芽250克，海米50克，香油、葱片、姜片、精盐、鸡精各适量。

【做法】将黄豆芽掐去根须洗净，海米用开水浸泡15分钟左右，洗净备用；将浸泡海米的水（去除泥沙与杂质）倒入砂锅内，加入海米、豆芽、葱片、姜片、精盐用中火烧开；见汤呈白色，放入鸡精，盛入汤碗内，淋入香油即可。

【用法】佐餐食用。

【功效】清热解毒。适用于糖尿病患者。

方28：黄豆芽蘑菇汤

【配方】黄豆芽250克，鲜蘑菇50克，精盐、鸡精各适量。

【做法】黄豆芽去根洗净，加水煮20分钟，下蘑菇片，下精盐、鸡精调味后再煮3分钟即可。

【用法】随量服食。

【功效】清热解毒，消食健脾。适用于糖尿病患者。

方29：胡萝卜猪肝汤

【配方】胡萝卜250克，猪肝120克，生姜、精盐、猪脂各适量。

【做法】胡萝卜切片，以水煮

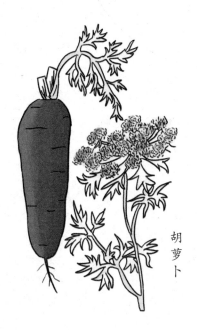

胡萝卜

熟；猪肝切片后下入，待肝熟时加生姜、精盐、猪脂调味。

【用法】随量服食。

【功效】补肝明目。适用于肝肾阴虚型糖尿病患者。

方30：蘑菇三鲜汤

【配方】蘑菇100克，黄豆芽、竹笋各50克，猪肉丝150克，精盐、味精各适量。

【做法】蘑菇切片，竹笋切丝，与肉丝、黄豆芽常法煲汤，加精盐、味精调味。

【用法】随量服食。

【功效】护肝养胃，益气健脾。适用于糖尿病患者。

方31：蕹菜玉米须汤

【配方】蕹菜梗150克，玉米须50克。

【做法】将蕹菜梗和玉米须分别洗净，蕹菜梗切成小段；玉米须剪成小寸段，与蕹菜梗段同放入砂锅中，加入清水2000毫升，用小火煨煮30分钟即成。

【用法】随量服食。

【功效】清热解毒，生津止渴。适用于糖尿病患者，对中老年糖尿病属燥热伤肺、胃燥津伤型患者尤为适宜。

方32：丝瓜牡蛎肉汤

【配方】丝瓜450克，鲜牡蛎肉150克，植物油、黄酒、葱花、姜末、精盐、鸡精、五香粉、湿淀粉、香油各适量。

【做法】将丝瓜刮去薄层外皮，洗净，切成片；将鲜牡蛎洗净，放入沸水锅中焯5分钟，捞出，剖成牡蛎薄片；汤锅置火上，加植物油烧至六成热，投入牡蛎片煸炒，烹入黄酒，加清汤800毫升，中火煮沸，投入丝瓜片，加葱花、姜末，再煮至沸，加精盐、鸡精、五香粉，用湿淀粉勾芡，淋入香油，拌和均匀即成。

【用法】随量服食。

【功效】清热解毒，凉血和血。适用于肾阴亏虚、胃燥津伤型糖尿病。

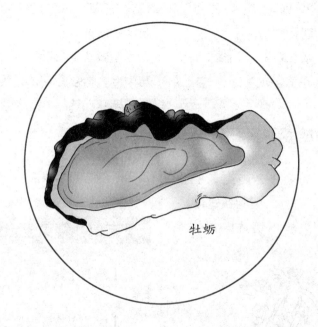

牡蛎

降糖菜肴方

如果已出现高血糖，即使没有自觉症状也应立即接受治疗。饮食疗法在糖尿病的治疗中起着重要作用。下面，为大家介绍一些降糖菜肴方，希望对大家有所帮助。

方1：茼蒿炒萝卜

【配方】白萝卜200克，茼蒿100克，植物油、精盐、鸡精各适量。

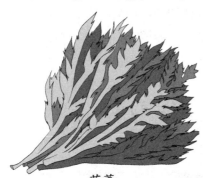

茼蒿

【做法】将白萝卜切成条，茼蒿切成段，锅中放植物油烧热，放入白萝卜条，等萝卜条炒至七成熟时加入茼蒿，再加适量精盐、鸡精，煸炒几下，熟透后即可。

【用法】随量食用。

【功效】健脾补中，行气消食。适用于糖尿病属脾虚气滞者。

方2：薏苡仁冬瓜脯

【配方】薏苡仁20克，草菇、蘑菇各30克，高汤56毫升，生粉25克，冬瓜1000克，精盐5克，植物油、香油各适量。

【做法】将薏苡仁煮熟备用；冬瓜切成大块，整块用沸水焯一下，捞起沥干；将整块冬瓜上蒸盆内，加入高汤、薏苡仁，上笼蒸35分钟，取出备用；将草菇、蘑菇各一切两半；把炒勺置中火上烧热，加入植物油50毫升，将草菇、蘑菇下锅略爆炒，加入精盐、清水、生粉、香油3毫升，勾好芡，淋在冬瓜脯上即成。

【用法】随量食用。

【功效】清热解毒，利水消肿。适用于脾虚泄泻型糖尿病。

方3：生菜胡萝卜卷

【配方】胡萝卜、生菜各250克，精盐、鸡精、香油、干淀粉各适量。

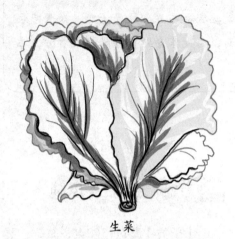

生菜

【做法】将生菜叶洗净，用70℃水略烫；将胡萝卜洗净，切成细丝，用精盐略腌，投入沸水锅中略烫，捞出过凉，沥干水分，加精盐、鸡精、香油、干淀粉，拌匀；再将生菜铺开，放入适量胡萝卜丝，卷成卷，然后上笼蒸约3分钟，晾凉，改刀装盘即成。

【用法】随量食用。

【功效】清热养阴。适用于胃燥津伤型糖尿病。

方4：韭菜炒淡菜

【配方】淡菜50克，韭菜250克，植物油、黄酒、精盐、鸡精各适量。

【做法】将淡菜用热水浸泡30分钟，待软后用清水洗净；将韭菜洗净

后码齐，切成3厘米长的小段；炒锅置火上，加植物油用大火烧至七成热，放入淡菜急火煎炒片刻，烹入黄酒，再将韭菜段放入，不断翻炒，待淡菜熟烂、韭菜变色呈软熟状，加适量精盐、鸡精，拌匀即成。

【用法】随量食用。

【功效】补益肝肾，益精养血。适用于阴阳两虚型糖尿病患者。

方5：姜汁胡萝卜

【配方】胡萝卜300克，姜汁10毫升，植物油、精盐各适量。

【做法】胡萝卜洗净切丝；锅内放植物油，加胡萝卜丝爆炒至熟，加精盐适量调味，然后加入姜汁，搅拌均匀即成。

【用法】随量食用。

【功效】温胃，降气，止呕。适用于糖尿病属胃中虚寒者。

方6：薏苡仁绿豆芽

【配方】薏苡仁12克，绿豆芽200克，葱段10克，香油10毫升，精盐、鸡精、醋各适量。

【做法】薏苡仁浸去杂质洗净，然后泡发，用碗盛好，加适量水放入蒸笼内蒸40分钟，备用；绿豆芽放沸水锅内焯熟，捞起沥干水分备用，把薏苡仁、绿豆芽放入盆内，加入

醋、精盐、鸡精、葱段、香油，拌匀即成。

【用法】随量食用。

【功效】清热解毒，生津止渴。适用于糖尿病所致的心烦、口渴、发热及温热郁滞、食少体倦、小便不利等症。

方7：油焖香菇

【配方】干香菇12朵，花生油、精盐、鸡精、酱油、淀粉各适量。

【做法】将干香菇用温水泡发，然后去蒂洗净；将花生油烧至六成热，放入香菇，爆香后加入精盐、酱油，再加适量水，加盖改用小火焖至水分将干时，用淀粉勾芡，放入鸡精，混匀，起锅即成。

【用法】随量食用。

【功效】健脾开胃。适用于脾胃虚弱型的糖尿病患者。

方8：冬笋香菇

【配方】冬笋250克，香菇50克，酱油、醋、精盐、湿淀粉、花生油各适量。

【做法】将冬笋去皮后洗净，切成滚刀块；香菇洗净，切片；将花生油烧热，把洗净的冬笋与香菇同放锅内翻炒2分钟，然后加汤少许，加酱油、醋、精盐调味，煮沸，用湿淀粉

勾芡，再炒至汤汁稠浓即成。

【用法】随量食用。

【功效】健脾开胃，理气化痰。适用于脾胃两虚型糖尿病患者。

方9：黄花菜炒黄瓜

【配方】黄花菜15克，黄瓜150克，花生油10毫升，精盐、味精各适量。

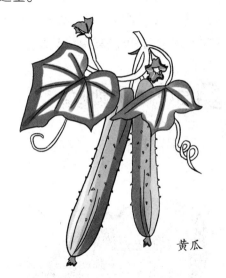

黄瓜

【做法】黄瓜洗净切块，黄花菜洗净；炒锅置大火上，加花生油烧至九成热时，迅速倒入黄瓜及黄花菜，炒至熟透加精盐、味精调味即可。

【用法】随量食用。

【功效】补虚养血。适用于糖尿病有脾虚水肿及身体虚弱者。

方10：芦笋豆腐干

【配方】鸡汤1000毫升，芦笋

150克，豆腐干40克，口蘑（干品）20克，精盐3克。

【做法】把芦笋放水中氽一下，除掉异味，将其切成3厘米长的细丝；口蘑泡发，洗净，切成细丝；豆腐干蒸软，切成丝；将以上各料分类摆放到同一盘内；将锅内鸡汤烧开，放入精盐调味，倒入摆菜丝的盘内，加盖用大火蒸半小时即成。

【用法】随量食用。

【功效】健脾和胃，宽中下气，利水消肿，适用于糖尿病患者。

方11：玉米须炖龟

【配方】玉米须100克，乌龟1只，葱、精盐、黄酒各适量。

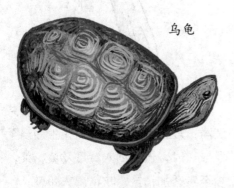

乌龟

【做法】将乌龟放入热水中，排出尿液，再放入开水中烫死，去头、爪及内脏；玉米须洗净，装入纱布袋中，扎紧袋口；将乌龟（连甲）、纱布袋放入砂锅内，加葱、精盐、黄酒、清水适量，用大火烧沸后，转用小火炖熬至熟，去纱袋即成。

【用法】随量食用。

【功效】润燥止渴。适用于糖尿病症见口渴多饮眩晕者。

方12：梨丝拌萝卜

【配方】白萝卜250克，梨100克，生姜、香油、精盐、鸡精各适量。

【做法】白萝卜去缨、皮洗净，切成细丝；生姜洗净，切末备用；梨去皮、核，洗净，切成细丝备用；将白萝卜丝、梨丝混合，加少许姜末及其他调味品适量，拌匀即成。

【用法】佐餐食用。

【功效】生津，润燥，止咳。适用于糖尿病属阴虚肺燥者。

方13：地骨皮爆羊肉

【配方】地骨皮12克，陈皮、神曲各10克，嫩羊肉、羊肝各250克，芡粉汁、葱丝、豆豉、白糖、黄酒、精盐、鸡精各适量。

【做法】地骨皮、陈皮、神曲加水适量煎煮40分钟，去渣后再加热浓缩成稠液备用；把嫩羊肉洗净切丝，羊肝去筋膜洗净切丝，皆用芡粉汁拌匀，再以素油爆炒至熟，加药液和葱丝、豆豉、白糖、黄酒、精盐、鸡精，收汁即可。

【用法】佐餐食用。

【功效】益气养血。适用于糖尿

病属气血亏虚者，症见神疲乏力、消瘦盗汗、心烦失眠。

方14：川贝炖雪梨

【配方】川贝母5克，雪梨2个，糯米50克，陈皮5克，冬瓜30克。

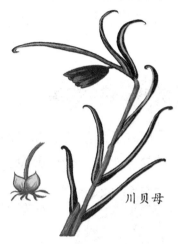

川贝母

【做法】把川贝母打成细粉，雪梨去皮切块，糯米淘洗干净，陈皮洗净切丝，冬瓜洗净，切成4厘米长的块；把冬瓜、陈皮、雪梨放入蒸碗底部，把糯米放在上面，加水淹过糯米；把蒸碗置大火大气上蒸50分钟即成。

【用法】随量食用。

【功效】润肺，生津，止渴。适用于肺阴虚型糖尿病。

方15：荷叶凤脯

【配方】鲜荷叶2张，发好玉兰片、火腿各30克，剔骨鸡肉250克，

蘑菇50克，玉米粉、葱各15克，生姜10克，精盐、味精、香油、鸡油、绍酒、胡椒粉各适量。

【做法】将鸡肉、蘑菇、玉兰片切成2毫米厚的薄片，火腿切成10片，姜切薄片，葱切1厘米长的段；荷叶洗净用开水烫一下，去掉蒂和梗，切成三角形荷叶片10块；将蘑菇用开水焯一下捞出，凉水冲凉；把鸡肉、蘑菇、玉兰片一起放盘内，加上玉米粉及精盐、味精、胡椒粉、绍酒等作料搅拌均匀后，分放在三角形荷叶中，再分别放入火腿一片，包成长方形肉包，码在盘中，上笼蒸约2小时，熟透即成。

【用法】随量食用。

【功效】清热解暑，生津止渴。适用于糖尿病患者。

方16：芹菜煮豆腐

【配方】芹菜100克，豆腐250克，植物油、葱花、姜末、精盐、味精、五香粉、湿淀粉、香油各适量。

【做法】将芹菜去根、叶洗净，下沸水锅中焯一下，捞出切成小段（长约1厘米），盛入碗中备用；将豆腐漂洗干净，切成1厘米见方的小块备用；烧锅置火上，加植物油，中火烧至六成热，加葱花、姜末煸炒出香，放入豆腐块，边煎边散开，加适量清汤，煨煮5分钟后加芹菜小

段，改用小火继续煨煮15分钟，加精盐、味精、五香粉，拌匀，用湿淀粉勾薄芡，淋入香油即成。

【用法】随量食用。

【功效】宽中，益气，清热。适用于燥热伤肺型糖尿病。

方17：凉拌三鲜

【配方】竹笋30克，荸荠40克，海蜇50克，精盐、味精、香油各适量。

【做法】先将竹笋切成片，以沸水焯后沥干，将荸荠洗净切片；把泡发好的海蜇洗净切丝，用热水焯一下即可；在上3味中加精盐、味精、香油凉拌即可。

【用法】随量食用。

【功效】清热化痰，止咳平喘。适宜于糖尿病属热邪犯肺者。

方18：竹参心子

【配方】玉竹10克，猪心100克，生姜2克，卤汁、葱、味精、精盐、香油各适量。

【做法】先将玉竹洗净，加清水煎煮2次，取滤液约500毫升备用；剖开猪心，洗净血水，放入锅内加适量清水及葱，置中火上烧沸后，加入玉竹药液同煮，至猪心六成熟时捞出，揩净浮沫装入盘内，汤汁不用；锅内

重新倒入卤汁，烧沸后下入猪心小火卤熟，捞出放在盘内；炒锅置中火上，加入适量的卤汁、精盐、味精，加热收成浓汁，涂抹在猪心内外，待汁冷凝后，再刷上香油即成。

【用法】佐餐食用。

【功效】益心，养血，安神。适用于糖尿病性属心气不足、气阴两虚者。

方19：鸭块白菜

【配方】白菜150克，鸭肉80克，精盐、料酒、花椒各适量。

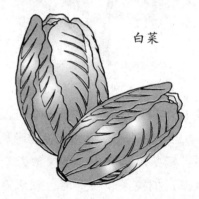

白菜

【做法】将鸭肉切块，加水煮沸去浮沫，加入料酒、花椒，用小火炖酥；白菜切段，放锅内炖熟，用精盐调味即可。

【用法】随量食用。

【功效】滋阴养胃，利水消肿，健脾补虚。适用于糖尿病属阴液亏虚所致的骨蒸劳热、潮热乏力、干咳咯血、咽喉干燥、口渴多饮以及肢体水肿、小便不利等症。

方20：蒜醋鲤鱼

【配方】鲤鱼1条，白糖、酱油、黄酒、姜末、韭菜段、醋、蒜末、植物油各适量。

【做法】将鱼去杂洗净，切块，用植物油煎黄，烹酱油少许，加白糖、黄酒适量，加水煨炖至熟，收汁后，撒上姜末、蒜末、韭菜段，淋入少许醋即可。

【用法】随量食用。

【功效】补肾纳气，止咳平喘，利水。适用于体虚久咳、气喘，胸满不舒的糖尿病。

方21：番茄炒牛肉

【配方】牛肉60克，番茄250克，植物油、精盐、生姜各适量。

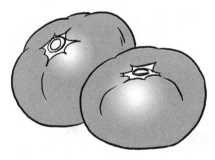

番茄

【做法】番茄洗净，切片；牛肉洗净，切片，用调料腌制备用；生姜刮皮，洗净，切丝；起油锅，下姜丝和牛肉，炒至七成熟，取出备用；另起油锅，下番茄，用精盐调味，加入牛肉炒熟即成。

【用法】随量食用。

【功效】清热生津，补益脾胃。适用于糖尿病属脾胃两虚者。

方22：韭菜虾肉

【配方】鲜虾肉500克（干虾肉250克），韭菜150克，植物油、精盐、味精各适量。

【做法】用水泡软干虾肉，或直接将鲜虾肉洗净备用；韭菜洗净切段；锅置大火上，加植物油适量烧热，将虾肉与韭菜同入锅内炒熟，加精盐、味精调味即成。

【用法】随量食用。

【功效】益肾肋阳。适用于肾阳不足型糖尿病者。

方23：归芪蒸鸡

【配方】仔母鸡1只，炙黄芪100克，当归20克，绍酒、胡椒粉、精盐、姜片、葱段各适量。

【做法】将仔母鸡宰杀后，剖腹去内脏，洗净，剁去爪，放入沸水中浸透捞出，沥净水分；当归、炙黄芪洗净；将当归、炙黄芪由鸡的裆部装入腹内，放罐子内，摆上姜片、葱段，注入清汤，加入精盐、绍酒、胡椒粉，将罐子口封严，上笼用沸水大火蒸2小时取出，调味即可。

【用法】随量食用。

【功效】补气养血。适用于糖尿病患者气血不足而见神疲乏力、头晕、心悸等症。

方24：补骨豆蔻蛋

【配方】鸡蛋3个，补骨脂30克，肉豆蔻15克。

【做法】先将鸡蛋用清水煮沸，捞出打破外皮，与补骨脂、肉豆蔻同煮20分钟即成。

【用法】佐餐食用，每日1次。

【功效】温肾健脾，涩肠止泻。适用于糖尿病性腹泻属脾肾两虚者，症见形寒肢冷、腰膝或少腹冷痛、下利清谷、五更泄泻等。

方25：人参煨猪肚

【配方】猪肚1具（洗如食法），人参（去芦头）15克，干姜（炮，锉）、椒（去目，不开口者，微炒）各6克，葱白7茎（去须切），糯米80克。

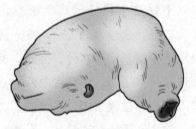

猪肚

【做法】将人参、干姜、椒、葱白为末，入米和匀，入猪肚内缝合，

勿令泄气；以水2000毫升，于砂锅内小火煮至烂熟。

【用法】随量食用。

【功效】健脾，养胃，益气。适用于阴阳两虚型糖尿病者。

方26：西瓜皮炒胰片

【配方】西瓜皮150克，猪胰100克，精盐、植物油、葱花、姜末、黄酒、味精、五香粉各适量。

【做法】将西瓜皮洗净，刨去薄层外皮，切成细丝，用精盐少许腌渍30分钟，挤去渍水，放入碗中备用；将猪胰洗净，切成薄片备用；将炒锅置火上，加植物油烧至六成热，加葱花、姜末熘炒出香，加胰片熘炒，烹入黄酒，加西瓜皮丝，急火熘炒至胰片熟烂，加精盐、味精、五香粉，继续翻炒片刻即成。

【用法】随量食用。

【功效】清热生津，补虚止渴。适用于糖尿病患者。

方27：杞菊肉丝

【配方】猪瘦肉300克，鲜白菊花瓣30克，枸杞子10克，精盐、姜丝、葱丝、白糖、料酒、香油、鸡汤、湿豆粉、猪油、味精适量。

【做法】将猪瘦肉洗净，切成约6厘米长的丝，菊花瓣用清水洗净，枸杞子用温水洗净；肉丝用精盐（少许）、料酒码味，加入湿豆粉拌匀；将精盐、白糖、味精、鸡汤、湿豆粉兑成味汁；炒锅烧热，用油滑锅，下化猪油烧至七成热，投入肉丝炒散，下枸杞子、菊花瓣翻炒几下，再下姜丝、葱丝，倒入味汁炒匀，起锅盛盘，淋上香油即可。

【用法】随量食用。

【功效】滋阴补肾，养血润燥。适用于血虚眼花、视物模糊、口鼻干燥、皮肤干裂等糖尿病症状。

方28：仙芹兔丁

【配方】仙人掌50克，芹菜150克，兔肉500克，醋、精盐、鸡精各适量。

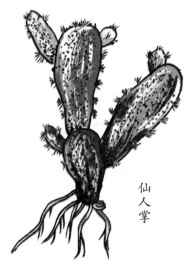

仙人掌

【做法】仙人掌去刺，选鲜嫩芹菜洗净，一同放沸水中焯一二沸，捞出仙人掌切丝，芹菜切段；将兔肉蒸熟，切成丁，与仙人掌丝和芹菜段混合，加醋、精盐、鸡精调味即成。

【用法】随量食用。

【功效】清肝泻火，滋阴凉血，散瘀明目。适用于糖尿病属肝火偏旺型患者。

方29：薏苡仁百合蒸石斑

【配方】薏苡仁、百合各30克，石斑鱼500克，香菇20克，绍酒、葱、生姜、精盐各适量。

【做法】把石斑鱼去鳞、鳃、内脏，洗净；薏苡仁、百合洗净，去杂；香菇发透去蒂，一切两半，葱切段，姜拍松；把精盐、绍酒抹在石斑鱼身上，将鱼放在蒸盆内，把香菇、薏苡仁、百合放在鱼身上，加清水适量；把蒸盆放入蒸笼内，大火大气蒸15分钟即成。

【用法】随量食用。

【功效】清热润肺，补气补血。用于肺热咳嗽及脾胃虚弱所致食少纳呆、便溏腹泻、气短乏力糖尿病等症状。

方30：杜仲腰花

【配方】猪腰240克，杜仲12克，绍酒、葱、酱油、醋、淀粉、大蒜、生姜、精盐、花椒、植物油各适量。

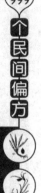

【做法】杜仲加清水熬成浓汁，去药渣，加入淀粉及各种调料兑成芡汁，分为两份；将猪腰从中间刮开，去肾盂、脂膜，切成腰花，放入盘中，倒入1份芡汁；炒锅烧热后放入植物油，入花椒、腰花、生姜、葱、大蒜，快速翻炒，将熟时，倒入另1份芡汁，翻炒均匀，起锅即成。

【用法】随量食用。

【功效】补肝肾，健筋骨，降血压。适用于糖尿病患者肾虚腰痛、阳痿、尿频、夜尿增多者。

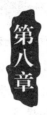

第八章

经络降糖法，
糖尿病防治的特效方

　　经穴是长在人身体内的大药，如何利用这些大药医治身体内的疾患呢？感冒按揉风池穴，疼痛按按痛点……作为现代富贵病的糖尿病，经穴又能有什么贡献呢？根据个人情况，做好足部、手部、耳部和体部的按摩以及刮痧，就能让你的血糖稳定，享受健康、幸福。

降糖按摩法

　　按摩又称推拿，是以中医的脏腑、经络学说为理论基础，并结合西医的解剖和病理诊断，用手法作用于人体体表的特定部位以调节机体生理、病理状况，达到理疗目的的方法，从性质上来说，它是一种物理的治疗方法。下面介绍一些治疗糖尿病的按摩方。

方1：糖尿病自我按摩法

第一步：推擦胸骨下至中极穴

【操作方法】用手掌掌面紧贴腹部，双手交替自胸骨下至中极穴稍用力推擦2分钟左右。中极穴位于肚脐下方4寸处。

第二步：横推腹

【操作方法】用手掌的掌根自腹部一侧用力推擦至对侧，然后改用五指指腹勾擦回原处，按摩3分钟左右。

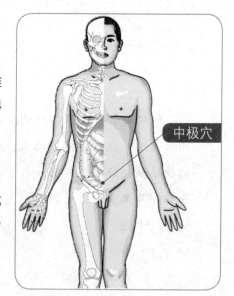

中极穴

第三步：振腹部

【操作方法】双手自然叠放，掌根对准肚脐，轻轻下压，有规律地振动腹部5分钟左右。

第四步：点揉腹部穴位

【操作方法】用拇指点揉中脘穴、气海穴、天枢穴各1分钟左右。

第五步：擦揉脚踝内侧

【操作方法】用大拇指在内踝和跟腱处进行擦揉，每侧4分钟左右。

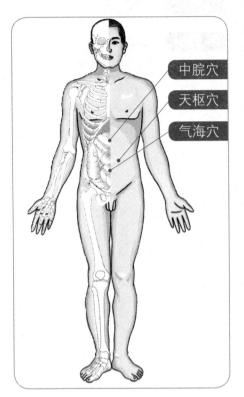
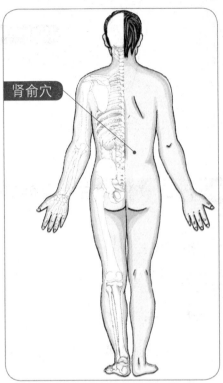

中脘穴

天枢穴

肾俞穴

气海穴

第六步：擦肾俞穴

【操作方法】用双手掌自上而下，擦双侧包括肾俞穴在内的腰肌2分钟左右。

方2：糖尿病并发周围神经病变的按摩法

第一步：放松腿部肌肉

【操作方法】用拿法或者揉法放松腿部肌肉，自上到下，约5分钟。

第二步：点揉腿部穴位

【操作方法】用手指按揉每侧足三里穴、血海穴、梁丘穴、承山穴各1分钟左右。

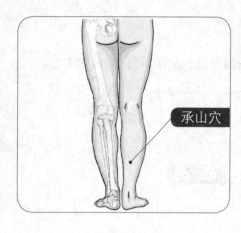
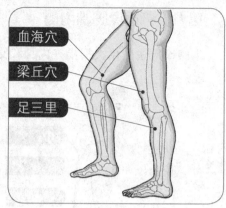

血海穴
梁丘穴
足三里
承山穴

方3：糖尿病并发眼病按摩法

第一步：分推前额

【操作方法】用双手手掌分推前额2分钟左右。

第二步：刮上下眼眶

【操作方法】双手食指弯曲，自眼眶内侧向外侧刮动上下眼眶各1分钟左右。

第三步：按揉睛明等穴

【操作方法】用拇指指腹按摩四白穴、睛明穴、攒竹穴、印堂穴、太阳

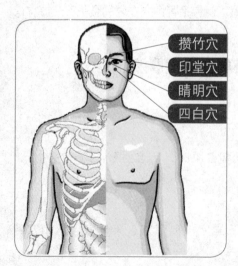
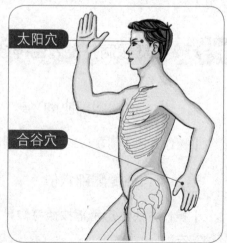

攒竹穴
印堂穴
睛明穴
四白穴

太阳穴
合谷穴

穴各1分钟左右。

第四步：拿合谷穴

【操作方法】用拇指按摩合谷穴1分钟左右。

方4：糖尿病并发高血压按摩法

第一步：抹桥弓穴

【操作方法】用拇指指腹自上而下
轻轻推抹桥弓穴，每侧1分钟左右。桥
弓穴的位置 头歪向一侧，颈部突出的
一条线。

第二步：擦揉颈部肌肉

【操作方法】分别用两手的2～5指
的指腹自上而下按揉同侧颈部的肌肉，
每侧1分钟左右。

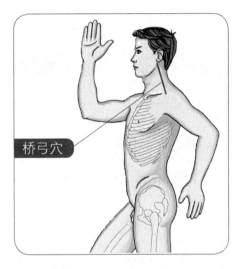

桥弓穴

第三步：揉耳

【操作方法】耳尖至耳垂，用拇指
和食指擦揉，每侧1分钟左右。

第四步：肩绕环

【操作方法】将两肩耸起，顺时针
环转肩关节2分钟左右。

第五步：揉太冲穴

【操作方法】用手指按揉太冲穴，
每侧1分钟左右。太冲穴的位置在脚背第
一个和第二个跖骨结合部之前凹陷处。

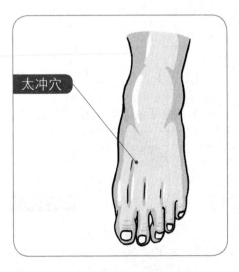

太冲穴

方5：糖尿病足部按摩法

第一步：点按太冲、太溪穴

【按摩手法】单指扣拳，点按太冲穴、太溪穴各50~100次，按摩力度以酸痛为宜。

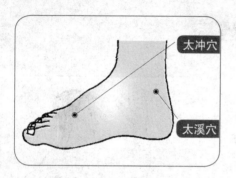

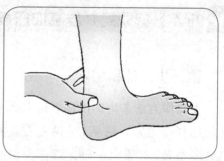

第二步：按揉双足的肾反射区

【按摩手法】用大拇指揉压双足的肾反射区150~300次。

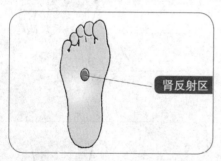

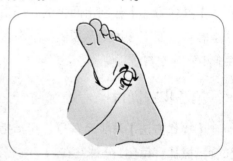

第三步：揉压双足膀胱反射区

【按摩手法】用大拇指揉压双足的膀胱反射区200~300次。

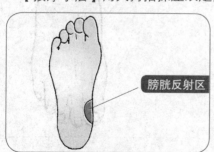

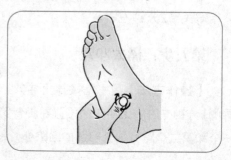

第四步：捏揉双足胰腺反射区

【按摩手法】用大拇指捏揉双足的胰腺反射区200～300次。

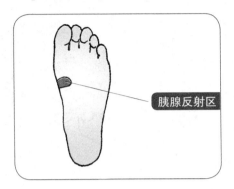

胰腺反射区

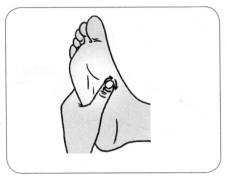

第五步：点按上身淋巴、下身淋巴

【按摩手法】单指扣拳在下身淋巴、上身淋巴处点按50～100次，按摩力度以稍有疼痛为宜。

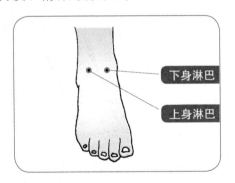

下身淋巴

上身淋巴

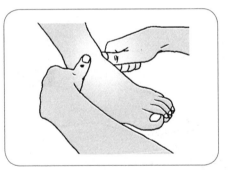

第六步：按压双足涌泉穴

【按摩手法】用大拇指按压双足的涌泉穴500～700次。

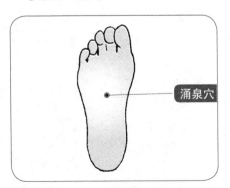

涌泉穴

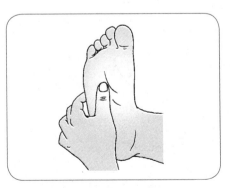

第七步：按揉太溪穴

【按摩手法】用拇指揉压太溪穴300~600次。

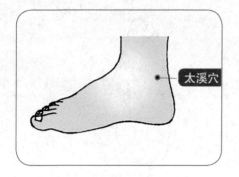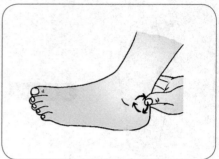

第八步：揉压然谷穴

【按摩手法】用大拇指揉压然谷穴300~600次。

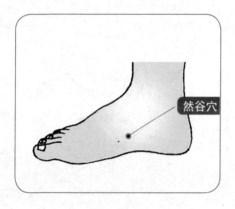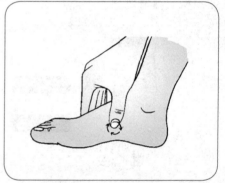

第九步：揉捏足跟

【按摩手法】揉捏双足足跟400~500次，按摩力度适当。

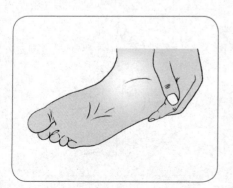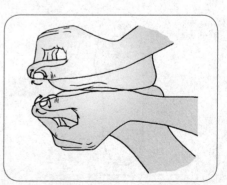

第十步：揉捏双足大拇趾

【按摩手法】用双手大拇指和食指揉捏双足大拇趾400～600次。

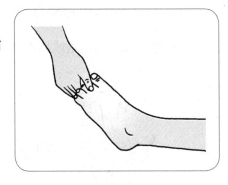

第十一步：捻动十个趾端部

【按摩手法】单手拇指、食指相对，依次捏住十趾末端捻动，各10次。

方6：糖尿病手部按摩法

第一步：点按合谷穴

【按摩手法】用手指点按合谷穴、阳池穴、手三里穴、曲池穴50～100次，按摩力度适宜。

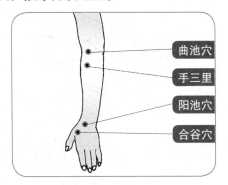

曲池穴
手三里
阳池穴
合谷穴

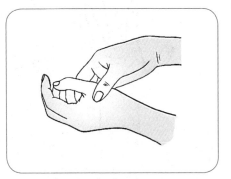

第二步：揉压胃肠痛点

【按摩手法】用大拇指揉压胃肠痛点40～50次，按摩力度以微痛为宜。

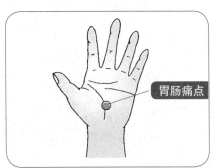

胃肠痛点

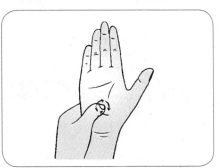

第三步：揉压足跟痛点

【按摩手法】用中指或拇指揉压足跟痛点40～50次。

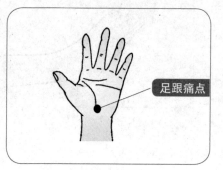

足跟痛点

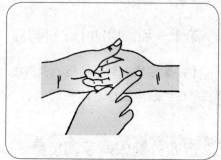

第四步：掐按劳宫穴

【按摩手法】用大拇指掐按劳宫穴50～100次。

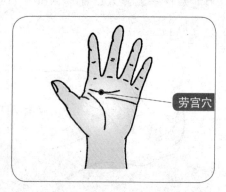

劳宫穴

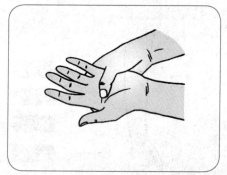

第五步：捏拿胰腺反射区

【按摩手法】用拇指捏拿胰腺反射区20～30次，按摩力度以酸胀为宜。

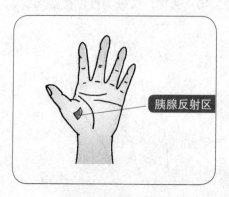

胰腺反射区

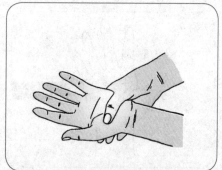

降血糖999个民间偏方

第六步：捏拿肾反射区

【按摩手法】用拇指捏拿肾反射区20～30次，按摩力度稍重。

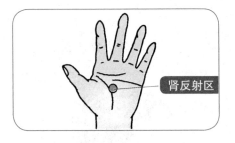

肾反射区

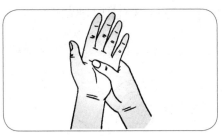

第七步：捏拿垂体反射区

【按摩手法】用拇指和食指捏拿垂体反射区20～30次，按摩力度稍重。

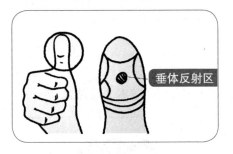

垂体反射区

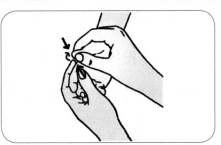

第八步：捏拿食管反射区

【按摩手法】用拇指和食指捏拿食管反射区20～30次，按摩力度以酸痛为宜。

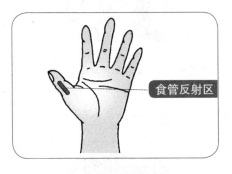

食管反射区

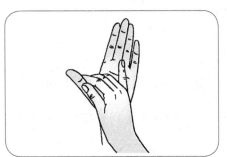

第九步：捻动十指端部

【按摩手法】单手拇指、食指相对，依次捏住十指末端捻动，各10次。

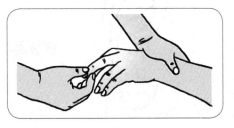

方7：糖尿病耳部按摩法

第一步：按揉耳部肾穴

【按摩手法】用食指按揉耳部肾穴100~200次，按摩力度适宜。

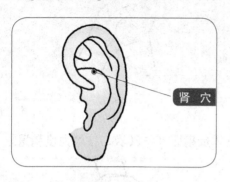
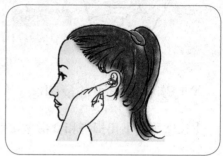

第二步：按揉耳部胃穴

【按摩手法】用食指按揉耳部胃穴100~200次，按摩力度适宜。

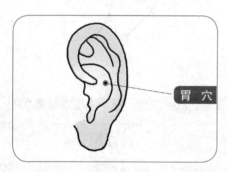
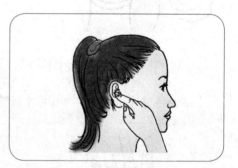

第三步：按揉耳部肺穴

【按摩手法】用食指按揉耳部肺穴100~200次，按摩力度适宜。

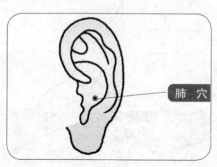
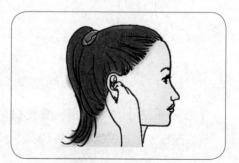

第四步：按揉耳部心穴

【按摩手法】用食指按揉耳部心穴100~200次，按摩力度适宜。

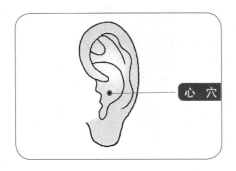

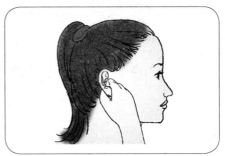

心 穴

第五步：按揉耳部膀胱穴

【按摩手法】用食指按揉耳部膀胱穴100~200次，按摩力度适宜。

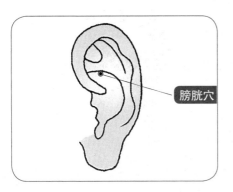

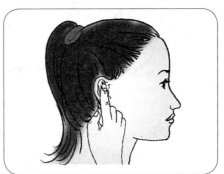

膀胱穴

第六步：捏揉耳部神门穴

【按摩手法】用拇指和食指捏揉神门穴100~200次，按摩力度以稍痛为宜。

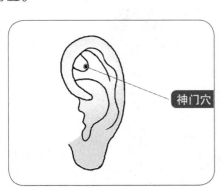

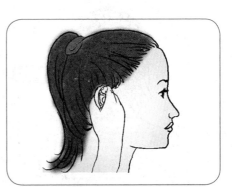

神门穴

第七步：捏揉耳部内分泌穴

【按摩手法】用拇指和食指捏揉耳部内分泌穴100～200次，按摩力度稍重。

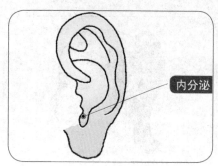
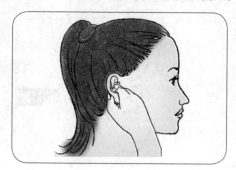

内分泌

第八步：按揉耳部胰胆穴

【按摩手法】用食指按揉耳部胰胆穴100～200次，按摩力度稍重。

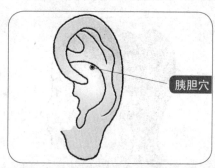
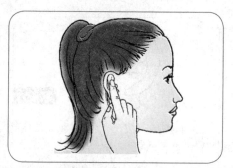

胰胆穴

方8：糖尿病体部按摩法

第一步：按揉大椎穴

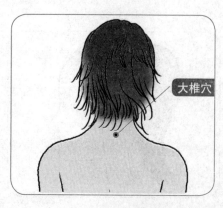
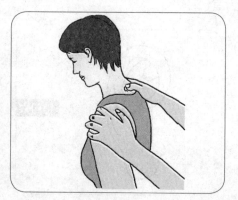

大椎穴

【按摩手法】用拇指指腹按揉第7颈椎棘突下的大椎穴100～200次。

第二步：按揉志室穴

【按摩手法】用拇指按揉第2腰椎棘突下旁开3寸的志室穴100～200次。

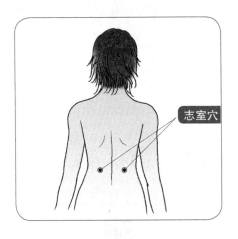
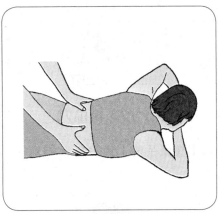

第三步：按揉肾俞穴

【按摩手法】用拇指或小指、中指指腹按揉第2腰椎棘突下旁开1.5寸的肾俞穴100～200次。

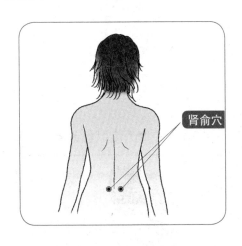
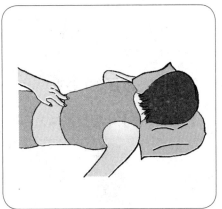

第四步：振颤气海穴

【按摩手法】先将双手搓热，然后双掌重叠放在脐上，快速振颤100～200次，每日3次。

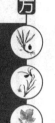

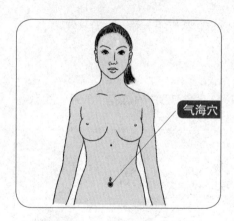

气海穴

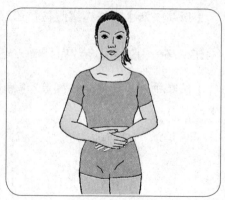

第五步：按揉胃俞穴

【按摩手法】用拇指在胃俞穴部位按揉150～300次，按摩力度以舒适为宜。

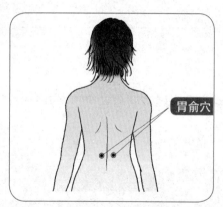

胃俞穴

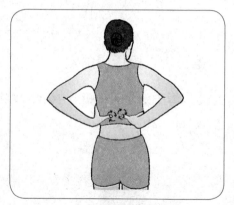

第六步：按揉命门穴

【按摩手法】用拇指按揉命门穴200～300次，按摩力度以舒适为宜。

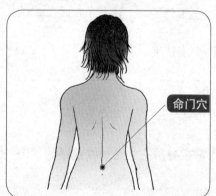

命门穴

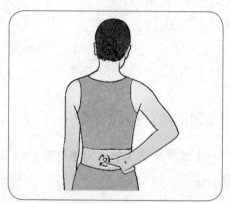

第七步：按揉天枢穴

【按摩手法】用大鱼际按揉天枢穴50~100次，按摩力度以舒适为宜。

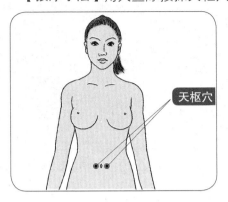
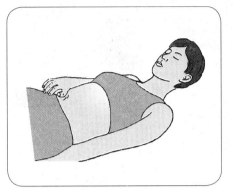

第八步：按揉膻中穴

【按摩手法】用中指按揉两乳头之间的膻中穴100~200次。

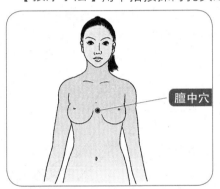
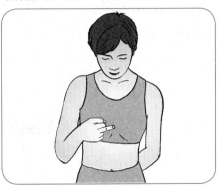

第九步：按揉中脘穴

【按摩手法】用掌根大鱼际按揉脐上4寸的中脘穴100~200次。

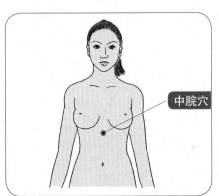
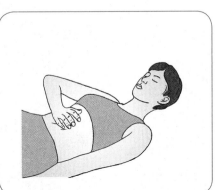

第十步：按揉胰俞穴

【按摩手法】用拇指按揉第8胸椎棘突下旁开1.5寸的胰俞穴150～300次。

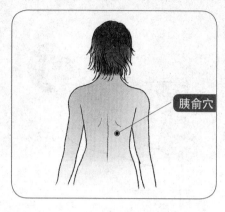

胰俞穴

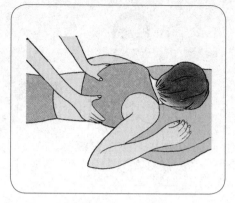

第十一步：按揉足三里穴

【按摩手法】用拇指按揉膝下足三里穴150～300次。

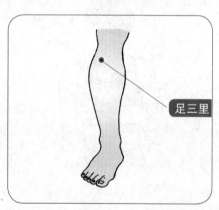

足三里

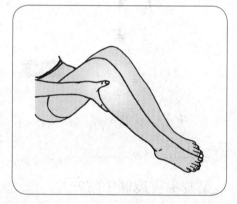

降糖刮痧法

从中医理论来看，膀胱经、任脉和肺经可以帮助提高免疫力，提高生活质量。下面介绍一些降糖的刮痧方。

方1：刮拭膀胱经调治糖尿病

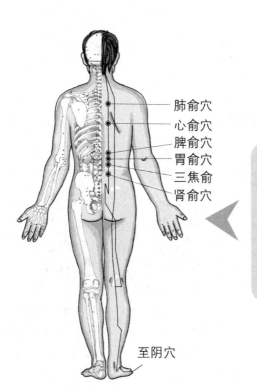

肺俞穴
心俞穴
脾俞穴
胃俞穴
三焦俞
肾俞穴

至阴穴

【操作方法】由肺俞穴处沿脊柱两侧向下，经心俞穴、脾俞穴、胃俞穴、三焦俞穴，刮至肾俞穴处。适用于糖尿病患者。

方 2： 刮拭任脉调治糖尿病

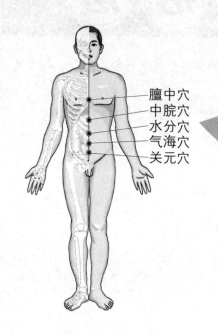

膻中穴
中脘穴
水分穴
气海穴
关元穴

【操作方法】由膻中穴处沿前正中线向下，经中脘穴、水分穴、气海穴刮至关元穴处。

方 3： 刮拭肺经调治糖尿病

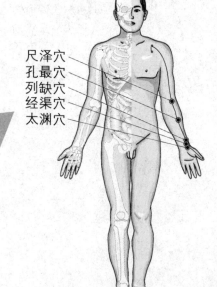

尺泽穴
孔最穴
列缺穴
经渠穴
太渊穴

【操作方法】由尺泽穴处沿前臂前外侧向下，经尺泽穴、孔最穴、列缺穴、经渠穴，刮至太渊穴。